Hans-Arved Willberg · Einfach entspannt

Hans-Arved Willberg

Einfach entspannt

Das Wohlfühlprogramm nach Jacobson

scm hänssler

Hänssler-Hardcover
Bestell-Nr. 394.230 (Buch + CD)
ISBN 3-7751-4230-4

Internet: www.haenssler.de
Email: info@haenssler.de
Umschlagsgestaltung : Dietmar Reichert, D- 41539 Dormagen
Satz: Christoph Möller, D- 45525 Hattingen
Druck: Leo Paper Products

Inhalt

Warum wir Entspannungsmethoden brauchen

Erinnern Sie sich, wie es Ihnen ging, als Sie neu in Ihre Wohnung eingezogen sind? Wahrscheinlich haben Sie sich alle Räume aufmerksam angesehen und genau überlegt, was noch zu verändern ist, wo Ihre Möbel stehen sollen und was fehlt.

Jeder von uns lebt auch noch in einem anderen, viel unmittelbareren Wohnraum: seinem Körper. Wir nehmen ihn wahr, wenn er durch Krankheit und Schmerzen in Mitleidenschaft gezogen ist und wenn sich in ihm existenzielle Bedürfnisse wie Hunger, Schlaf oder Sexualität melden. Natürlicherweise unternehmen wir dann etwas, um diese Bedürfnisse zu befriedigen. Manche tun es mit schlechtem Gewissen, weil sie den Körper eigentlich für etwas Minderwertiges halten. Andere finden ihn eher lästig, weil er sie beim Erreichen ihrer ehrgeizigen Ziele zu stören scheint. Ist nicht jede Minute, die man mit Essen zubringt, verlorene Arbeitszeit? Man könnte doch gleichzeitig ... Kann man den Sex nicht noch etwas schneller hinter sich bringen? Gewiss, man braucht ihn, aber bitte effektiv!

Man mag über den derzeitigen Wellness-Boom denken, wie man will – *eines* zeigt er jedenfalls deutlich: Der moderne Mensch hat nach wie vor ein Problem damit, die Bedürfnisse des Geistes, der Seele und des Körpers in ein ausgewogenes Verhältnis zueinander zu bringen. Der Einklang von Seele und Leib scheint besonders schwer herstellbar zu sein. Unser hastiger, atemloser Lebensstil ist nicht danach. Wir nehmen uns nicht die Zeit, die wir bräuchten, um uns in unserem Körper richtig wohl und daheim zu fühlen. Viele wissen gar nicht mehr richtig, was das überhaupt ist: gesundes Wohlbefinden. Und noch weniger wissen sie, wie sie es herstellen können.

Wir richten uns nicht ein in unserem Körper. Wir nehmen ihn gar nicht richtig wahr. Wir sind es nicht gewohnt, seine Signale zu beachten, die er uns sendet, wenn wir ihn zu einseitig belastet und überfordert haben. Wir benutzen ihn wie eine vorübergehende Absteige, in der wir uns gar nicht wirklich niederlassen. Wir öffnen den Koffer nur, um das Nötigste herauszuholen, denn morgen sind wir schon wieder unterwegs. Unsere Ruhelosigkeit ist leibfeindlich. Um in unserem Leib zu Hause zu sein, müssen wir erst einmal wirklich in ihm *einkehren*.

Früher war das wohl zum Teil anders. Der Lebensrhythmus entsprach eher den Bedürfnissen des Körpers. Die Sinnesorgane mussten weit weniger Eindrücke aufnehmen. Man saß nicht stunden-, tage-, nächtelang vor einem flimmernden viereckigen Kasten, in den der Geist nahezu hineingesogen wurde, weit entfernt von der leiblichen Realität. Man ging auch viel mehr zu Fuß. Man arbeitete viel mehr mit den Händen. Wenn es dunkel wurde, war man müde und begab sich bald zu Bett. Es war eine körperliche, angenehm schwere, entspannte Müdigkeit, wie die Müdigkeit nach einer langen Wanderung. Diese Leibverbundenheit ist heute nicht mehr organisch in unser Leben integriert. Wenn wir sie uns nicht bewusst und gezielt erhalten, geht sie uns verloren.

Vitalität statt Stress im Übermaß

Nicht nur Entspannungsübungen, sondern auch Sport und Gymnastik sind ja relativ neue Maßnahmen, um die persönliche Gesundheit zu erhalten. Sie wurden nötig, weil die industrielle Revolution zu neuen Einseitigkeiten geführt hatte. Für den Menschen von heute sind aber solche Gegenmaßnahmen sogar noch wichtiger geworden, denn er leidet mittlerweile wie nie zuvor an einem Phänomen, für das sich bis vor einem halben Jahrhundert noch kein Wissenschaftler interessierte: Er hat *Stress*! Stress bedeutet nichts anderes als *Spannung.* Spannung an sich ist gut; wir brauchen sie zum Leben. Aber wir haben heute große Mühe mit der Spannung im *Übermaß.* Das ist es, was man als (negativen) Stress bezeichnet. Sehr oft geht die seelische *Über*spannung mit körperlicher *Ver*spannung einher.

Wer verspannt und verkrampft ist, dessen Kreativität ist auch eingeschränkt. Jeder einigermaßen fachkundige Reiter weiß: Nur das ganz gelöste Pferd, dessen Muskelpartien systematisch durch entsprechende Übungen gelockert wurden, ist auch „durchlässig" und zur „Versammlung" fähig, wie man in der Reitersprache sagt. Das bedeutet: Es ist hoch aufmerksam bei der Sache und reagiert sensibel auf die leisesten Impulse des Reiters. Ungestört in seinem Bewegungsablauf, kann es unverkrampft seine Muskelenergie wie eine Feder anspannen, um sie dann auch wieder mit geballter Kraft und dennoch ohne Aufmerksamkeitsverlust in Bewegung umzusetzen. Dasselbe gilt aber auch für den *menschlichen* Leistungssportler. Die besten Sprinter sind völlig locker, völlig entspannt und dabei gleichzeitig völlig konzentriert. Verspannungen schränken Leistungsfähigkeit und Kreativität ein. Entsprechendes gilt natürlich genauso auch für die Kunst.

Man kann das alles wohl am besten mit dem Wort *„Vitalität"* zusammenfassen. Vitalität ist *Lebenskraft.* Wenn die Vitalität fehlt, wechseln sich übermäßige, verkrampfte Anspannung und Schlaffheit ab. Das wirkt sich begreiflicherweise auch negativ auf die Sexualität aus. Sexualtherapeuten empfehlen Entspannung darum als wichtige Hilfe bei sexuellen Funktionsstörungen.

Weil Spannung im Übermaß heute ein weit verbreitetes Leiden ist, brauchen wir gute Methoden, um dieses Übermaß abzubauen. Die üblichen Rezepte sind da oft nicht mehr ausreichend. Gegenmittel in höherer Dosierung müssen her. Entspannungsmethoden sind Konzentrate. Das, was Sie in niedrigen Dosen erhalten, wenn Sie sich *ohne* Methode entspannen, bekommen Sie auf diese Weise viel direkter und intensiver.

Dass bei höherem Stress auch höhere Entspannungsdosierungen nötig sind, wissen intuitiv die meisten Menschen. Und darum versuchen sie auch auf vielfältige Weise, dieses Ziel zu erreichen. Zu selten wird dabei aber bedacht, ob die gewählte Methode überhaupt den ersehnten Effekt ausreichend herbeiführt und welche Risiken und Nebenwirkungen sie mit sich bringt. Betrachten wir einige der am meisten versuchten Wege zur Entspannung.

Entspannung durch Medienkonsum?

Ja, Fernsehen entspannt! Aber nur einseitig und oft zu einem hohen Preis. Fernsehen ist ein Seelenberuhiger, aber körperliche Entspannung ereignet sich dabei nicht mehr wie bei irgendwelchen anderen sitzenden oder liegenden Tätigkeiten. Der Geist schaltet ab: Fernsehen hat eine drogenähnliche Trancewirkung, wie die Medienpsychologie nachweisen kann. Deswegen fällt es oft auch so schwer, die Aus-Taste zu betätigen. Diese Trance ist nicht mit Konzentration zu verwechseln. Die Macht der Bilder zieht den Zuschauer in ihren Bann. Dabei bleiben viele Informationen auf der Strecke. Es geht beim Fernsehen sehr oft viel weniger um *Information* als um *Faszination*. Dasselbe gilt natürlich auch für Videofilme und in beträchtlichem Maß für Computerspiele und Internet. Die Abhängigkeit von solchen „Drogen“ kann bei Entzug genau das hervorbringen, was durch ihren Gebrauch verhindert werden sollte, nämlich übergroße Unruhe, die sich oft auch in Schlaflosigkeit äußert.

Gegen die Faszination der Bilder ist an sich nichts einzuwenden, aber die Überfütterung damit wird zum Problem. Viel zu oft werden die Massenmedien eingesetzt, um Kindern „ruhig zu stellen“. Dadurch verkümmert das Kreativitätspotenzial des Gehirns; Unruhe, Angst und Aggressionen sind die Folge. Auch Erwachsene betrügen sich selbst, wenn sie sich durch übermäßigen Medienkonsum zu besserer Stimmung verhelfen wollen. Das Gegenteil kommt dabei heraus.

Wissenschaftlich sehr gut belegt ist heute, dass der visuelle Konsum und die spielerische Ausübung von *Gewalt* das tatsächliche Aggressionslevel von Mediennutzern erhöhen. Gewaltbereitschaft hat seine Wurzeln in ungesunder Anspannung. Entspannten Menschen fällt es hingegen viel leichter, selbstsicher und darum ruhig zu bleiben. Der Abbau des individuellen Stresslevels durch gesunde Entspannungsmaßnahmen beinhaltet automatisch auch den Abbau des Aggressionslevels.

Fazit: Erhöhter Medienkonsum kann nicht zu echter Entspannung führen. Maßvoller Mediengenuss fördert durchaus die Vitalität. Wer aber unter Stress leidet und versucht, ihn durch gesteigerten Medienkonsum zu mindern, betrügt sich selbst.

Entspannung durch Alkohol?

„Es ist ein Brauch von alters her: Wer Sorgen hat, hat auch Likör!“ (Wilhelm Busch). Denn Alkohol betäubt und lenkt ab. In der Tat: Ablenkung kann als Weg zu Erholung und Entspannung sehr wichtig sein. Aber die Frage ist nicht nur, *wovon* wir uns ablenken, sondern auch, *wodurch* und *wohin*. Der Preis des Alkoholkonsums ist Aufmerksamkeitsverlust und Belastung des Körpers: Alkohol entspannt, aber er stresst auch gleichzeitig. Jeder weiß, dass Alkohol eine gute Einschlafhilfe ist, aber nur wenige wissen, dass sie dafür mit flacherem und weniger erholsamem Schlaf zu zahlen haben. Übermäßiges Trinken kann sogar Schlaf*losigkeit* zur Folge haben. Abgesehen davon, dass Alkohol bekanntlich ein hohes Suchtpotenzial besitzt – allzu schnell kann man sich bei den 2,5 Millionen Alkoholikern wieder finden, die es in Deutschland gibt –, begünstigt er auch das krankhafte Schnarchen, die so genannte *Schlafapnoe*. Sie vermindert die Schlafqualität und ist darum eine der Ursachen für chronische Tagesmüdigkeit. Wenn sie stark ausgeprägt ist, was auf ungefähr drei Prozent der Deutschen zwischen 30 und 60 Jahren zutrifft, kann sie sogar lebensgefährlich werden.

Fazit: Als Entspannungshilfe ist Alkohol nur teilweise geeignet, und auch nur bei ehrlich mäßigem Gebrauch. Seine Nebenwirkungen, insbesondere bei überhöhtem Konsum, sind dem Ziel, Entspannung zu erreichen, völlig entgegengesetzt.

Entspannung durch Nikotin?

Viele Raucher sind der Meinung, dass sie sich durch Zigaretten entspannen. Sie glauben an ein Märchen, denn es ist wissenschaftlich erwiesen, dass Stress durch Nikotin nicht reduziert, sondern sogar verstärkt wird. Der Grund ist ganz einfach: Nikotin erregt das *sympathische Nervensystem* und dieses hat *aktivierende* Wirkung auf den Organismus. Und selbst wenn es entspannen würde: Die Nebenwirkungen des Rauchens sind hochgradig gesundheitsschädigend. Hunderttausend Menschen sterben in Deutschland jährlich an den Folgen! Außerdem vergiften sie im Lauf ihres Raucherlebens ihr Umfeld. Man hat festgestellt, dass auffallend viele Kinder mit Schlafstörungen aus Raucherfamilien stammen. Und das ist sicher auch nicht gerade ein Zeichen für einen Entspannungseffekt ...

Fazit: Nikotin eignet sich nicht als Entspannungshilfe. Im Gegenteil: Es verstärkt die Unruhe.

Entspannung durch Beruhigungsmittel?

Wie schlecht sich der moderne Mensch entspannen kann, zeigt sich besonders eindrücklich an seinen Schlafproblemen. Mehr als ein Drittel der Deutschen schläft schlecht und Millionen leiden sogar unter regelrechten Schlaf*störungen.* Viele greifen deshalb zu Beruhigungsmitteln. Meist sind das verschreibungspflichtige *Benzodiazepine.* Man nennt sie auch „Tranquilizer“. Sie wirken schlaffördernd, muskelentspannend sowie angst- und krampflösend.

Benzodiazepine können für kurze Zeit gute Dienste leisten, indem sie zum Beispiel einem „Nervenbündel“ ermöglichen, endlich einmal wieder auszuschlafen und dadurch erneut zu Kräften zu kommen – als Grundlage dafür, mit einer sinnvollen Behandlung beginnen zu können. Voraussetzung dafür ist, dass die Einnahme sorgfältig vom Arzt kontrolliert und sehr bald (innerhalb eines Monats) wieder reduziert und abgesetzt wird.

Wahrscheinlich weit mehr als eine Million Menschen in Deutschland sind medikamentenabhängig. Mindestens zwei Drittel von ihnen leiden unter einer Benzodiazepinsucht, die sehr oft durch die unprofessionelle Bekämpfung von Schlafstörungen entstanden ist. Wohl die meisten dieser Abhängigen rutschen ganz ungewollt und unbewusst in die Sucht. Wenn nämlich Benzodiazepine nicht vorsichtig genug abgesetzt werden, schlägt ihre helfende Wirkung ins Gegenteil um: Man schläft noch schlechter als vor Beginn der Einnahme. Ungefähr die Hälfte der Benutzer von Tranquilizern erlebt diesen unangenehmen Effekt. Dann liegt es für die Betroffenen natürlich nahe, die Dosis wieder zu steigern: Der Teufelskreis der Sucht hat begonnen.

Wenn solche Medikamente zu lange eingenommen werden, kann sich zudem die Grundqualität des Schlafs verschlechtern. Vor allem verringert sich der Tiefschlaf. Auch das begünstigt das Verlangen nach einer Dosissteigerung. Einige Benzodiazepine haben zudem eine ungünstige Halbwertzeit (das ist die Zeit, die eine Substanz braucht, um zur Hälfte wieder abgebaut zu werden). Es kommt zu einem „Überhangeffekt", das heißt: Die Betroffenen sind auch dann noch müde, wenn sie ihrem persönlichen Schlaf-Wach-Rhythmus nach längst wieder munter sein sollten.

Fazit: Beruhigungsmittel haben einen hohen Entspannungseffekt. Der Entzugssymptomatik und Suchtgefahr wegen dürfen sie aber nur kurzzeitig und wohl dosiert eingenommen werden. Der Arzt muss dafür sorgen, dass sie in einem gleitenden Übergang bald wieder „ausgeschlichen" werden. Sonst tritt bald das Gegenteil der gewünschten Wirkung ein.

Entspannung durch Freizeit und Urlaub?

Ist das eine Frage? Ist das nicht selbstverständlich? Nicht unbedingt: Viele Menschen verkraften die plötzliche Umstellung von den „vollen Touren“ auf den Stillstand des Getriebes nicht. Auffallend häufig reagieren Menschen mit Krankheit, wenn der Urlaub beginnt. Die genauen Ursachen dieses Phänomens, das *Leisure-Sickness-Syndrom* genannt wird, kennt man noch nicht. Aber man hat festgestellt, dass besonders solche Personen davon betroffen sind, die ein überdurchschnittlich hohes Verantwortungsgefühl haben und sich bemühen, ihre Arbeit hundert(fünfzig)prozentig zu erledigen.

Die *Übergänge* sind das Problem. Stresspsychologische Untersuchungen haben ergeben, dass die Umstellung von der stressigen Aktivität zur erholsamen Passivität am besten gelingt, wenn man es lernt, eine bewusste Distanzierungsphase einzubauen. Sie wirkt wie eine Schleuse, die zur Anpassung zwischen zwei unterschiedlichen Wasserspiegeln dient. Ohne die Schleuse stürzt der Organismus sozusagen in die Erholung ab, was ihm nicht gut bekommt. Aber auch auf dem Weg von der Passivität zurück in die Aktivität brauchen wir anscheinend solche Schleusen. Physiologisch betrachtet liegt das am Charakter des *vegetativen* (bzw. *autonomen) Nervensystems*, das selbsttätig Erregungs- und Beruhigungszustände in uns herbeiführt. Es besteht aus zwei Teilen. Wenn wir „in Fahrt“ sind, ist der Teil in Aktion, den man den *sympathischen* nennt. Wenn wir zur Ruhe kommen, übernimmt sein Gegenspieler, das *parasympathische System*, das Kommando. Die Stressforscher nehmen an, dass bei Menschen, die zum Leisure-Sickness-Syndrom neigen, diese Umstellung nicht richtig funktioniert. Dadurch gerät dann auch das Immunsystem der Betroffenen durcheinander und sie werden krank.

Dazu passt folgendes Untersuchungsergebnis: Die plötzlichen großen Intensivurlaube als Kontrapunkte zum hochgradigen Stress in den Zwischenzeiten bringen durchaus nicht das erhoffte Erholungsresultat zustande. Effektiver ist es, sich in kürzeren, regelmäßigen Abständen kleinere entspannende Ruhepausen zu gönnen.

Fazit: Natürlich haben Freizeit und Urlaub ihren Sinn, wenn wir uns Erholung und Entspannung wünschen. Die Übergänge sind aber mit gesundheitlichen Risiken verbunden und der Erholungseffekt wird gemindert, wenn der Wechsel von der Aktivität zur Passivität zu abrupt erfolgt. Es empfiehlt sich darum, diese Übergänge bereits in niedrigen Dosierungen im Alltag zu praktizieren: kleine, regelmäßige „Auszeiten", „Miniurlaube" sozusagen, in denen kurze Phasen echter, gesunder Entspannung erlebt werden.

Entspannung durch Gebet?

Immer wieder lehnen praktizierende Christen Entspannungsmethoden mit dem Argument ab, stattdessen das Gebet zu bevorzugen. Wenn ihr Gebet ein tatsächliches, ganzheitliches Zur-Ruhe-Kommen bei Gott ist, kann das nur begrüßt werden. Dann erleben sie den Entspannungseffekt sozusagen als Beigabe ihres meditativen Betens. Nicht selten wirkt das Gebetsverhalten mancher Christen aber nur wenig entspannt. Schöpferische Pausen des Schweigens und Hörens werden vermieden, weil man im Gebet vor allem eine Pflicht sieht, die erfüllt werden muss, um etwas von Gott zu bekommen. Dann scheint es peinlich, wenn einem nichts mehr einfällt. Statt wirklich still zu werden und mehr zu *hören* als zu reden, wird die Gebetsatmosphäre von atemloser Geschäftigkeit beherrscht. Dementsprechend wirken dann auch viele gesprochene Gebete unnatürlich.

Fazit: Das Gebet ist keine Entspannungsmethode, aber es gewinnt an Tiefe und Konzentration, wenn es in entspanntem Zustand geschieht. Wer im Gebet nicht wirklich zur Ruhe kommt, findet darin keinen Ersatz zur körperlich-ganzheitlichen Entspannung. Oft sind solche Beter sogar ziemlich verkrampft.

Entspannung oder Meditation?

Eine grundsätzliche Unterscheidung

Entspannung, wie auch immer sie herbeigeführt wird, ist eine wichtige Wegbereitung der *Meditation*. Dem Meditationsexperten Friso Melzer zufolge besteht der Sinn von Entspannung im Rahmen einer Meditationsvorbereitung in der „Lösung": „Verkrampfung ist stets Ausdruck ichhafter Haltung. Lösung heißt darum immer: loslassen, geschehen lassen, Vertrauen haben!" Entspannungsübungen sind darum auch normalerweise ein *Teil* der Meditationsverfahren. Aber sie sind weder identisch damit noch daran gebunden. Sie können Meditation anbahnen, sie müssen es aber nicht. Entspannungsübungen können auch Selbstzweck sein. Dann ist das Ziel nicht Versenkung, sondern eben nichts weiter als Entspannung. Subjektiv passiert nichts außer dem einen: Das wohlig-angenehme Gefühl der Entspannung stellt sich ein. Objektiv passiert aber etwas Wesentliches: Der Stresspegel senkt sich. Dadurch wird neue, gesunde Kraft frei. Die Vitalität erhöht sich. Dort, wo Entspannungsübungen in der Psychotherapie und zum Stressabbau eingesetzt werden, haben sie meistens ausschließlich *diese* Funktion. Wenn eine meditative Versenkung dadurch vorbereitet werden sollte, müsste das den Übenden zuvor deutlich mitgeteilt werden und sie müssten unbedingt die Gelegenheit erhalten, sich freiwillig dafür oder dagegen zu entscheiden. Andernfalls würde es sich um eine inakzeptable Manipulation handeln. Jedem seriösen Anbieter von Entspannungsverfahren muss das klar sein.

Eine Entspannungsübung in *Reinform* ist die Progressive Muskelentspannung, die in diesem Buch und auf der beiliegenden CD vermittelt wird. Auch die Unterstufe des *Autogenen Trainings* dient, für sich genommen, nur dem Selbstzweck des Entspannens. Bei Yoga gibt es ebenfalls eine Grundform, das *Hatha-Yoga,* die angeblich nur für die Entspannung da ist. Seinem Schwerpunkt nach ist Yoga aber als meditative Versenkungsmethode konzipiert. Das ist ein wesentlicher Unterschied zur Progressiven Muskelentspannung. Um den Kurzüberblick zu vervollständigen, seien noch *Hypnose* und *Biofeedback* genannt. Bei der Hypnose ist die Entspannung nur Nebenwirkung; die Hauptwirkung liegt in psychotherapeutischen Maßnahmen, die durch Hypnose erleichtert werden können. Hypnose ist also keine eigentliche Entspannungsmethode. Und Biofeedback ist weniger selbst ein Entspannungsverfahren als eine technische Unterstützung durch Messung von Körpersignalen, die Entspannung und Verspannung anzeigen.

Fazit: Bei der Progressiven Muskelentspannung und der Grundstufe des Autogenen Trainings ist die Entspannung Selbstzweck. Bei anderen Verfahren wie Meditationstechniken und Hypnose ist die Entspannung Mittel zu einem anderen Zweck.

Gefährlicher Fremdeinfluss?

Die Tatsache, dass Entspannungstechniken als Mittel zum Zweck esoterisch-okkulter Praktiken Verwendung finden, lässt immer wieder vorsichtige Menschen fragen, ob sie dann überhaupt bedenkenlos benutzt werden können. Warnende Veröffentlichungen, in denen Entspannungsverfahren ganz pauschal als okkulte Türöffner gebrandmarkt werden, scheinen diese Befürchtungen zu bestätigen. Solche Warnungen sind aber meist wenig hilfreich, weil sie einen entscheidenden logischen Bruch enthalten. Ihre Argumentation lautet nämlich:

Feststellung 1: Wer sich okkulten Botschaften öffnet, gerät unter ihren Einfluss. Das ist richtig.
Feststellung 2: Entspannungsverfahren sind manchmal mit okkulten Botschaften verknüpft. Das ist ebenfalls richtig.
Verknüpfung der Feststellungen 1 und 2: Weil Entspannungsverfahren manchmal mit okkulten Botschaften verknüpft sind, besteht *grundsätzlich* die ernste Gefahr, dass man durch sie unter okkulten Einfluss gerät. Diese Schlussfolgerung ist völlig unlogisch und darum falsch.
Samuel Pfeifer, Leiter der christlichen Klinik „Sonnenhalde" für Psychosomatik in der Schweiz, widerlegt solche Warnungen mit folgendem Beispiel:

Feststellung 1: Alle Autos tragen zur Umweltverschmutzung bei.
Feststellung 2: Durch Autos kommt es zu Verkehrsunfällen.
Verknüpfung von Feststellung 1 und 2: Weil alle Autos zur Umweltverschmutzung beitragen, kommt es zu Verkehrsunfällen. Pfeifer demonstriert diese unzulässige Weil-Verknüpfung auch an einem theologischen Beispiel:

Feststellung 1: Alle Menschen sind Sünder.
Feststellung 2: Einige Menschen entwickeln seelische Störungen.
Verknüpfung von Feststellung 1 und 2: Weil alle Menschen Sünder sind, sind seelische Störungen unzweifelhaft unmittelbare Folge der Sünde dieser Menschen.

Im Autobeispiel leuchtet die Unsinnigkeit der Verknüpfung leicht ein. Sehr oft wird sie aber nicht wahrgenommen. Richtig gefährlich und ethisch verwerflich wird es, wenn auf diese Weise Menschen diskriminiert werden. Ein brisantes Beispiel:

Feststellung 1: Terrorismus ist böse. Das ist zweifellos richtig.
Feststellung 2: Es gibt muslimische Ausländer orientalischer Herkunft, die Terroristen sind. Auch das ist richtig.
Verknüpfung der Feststellungen 1 und 2: Weil es Muslime gibt, die Terroristen sind, sind Ausländer orientalischer Herkunft *grundsätzlich* eine ernste terroristische Gefahr.
Je bedrohlicher uns eine Gefahr erscheint und je fremder uns die Menschen sind, von denen sie ausgehen könnte, desto leichter fallen wir auf diese Unlogik herein. Wahrscheinlich weil wir wissen, dass es auch *berechtige* Verknüpfungen der Feststellungen 1 und 2 gibt. Berechtigt ist die Verknüpfung aber immer und *nur* dann, wenn Feststellung 2 *inhaltlich* ohne Zweifel mit Feststellung 1 identisch ist. Auch hierzu noch ein Beispiel:

Feststellung 1: Diskriminierung von Menschen kann nicht akzeptiert werden.
Feststellung 2: Der Nationalsozialismus diskriminiert in massiver Weise Menschen.
Verknüpfung der Feststellungen 1 und 2: Weil der Nationalsozialismus in massiver Weise Menschen diskriminiert, kann er nicht akzeptiert werden.
Ähnliche Weil-Verknüpfungen treffen zum Beispiel für Satanismus, Kriminalität und den Genuss von harten Drogen zu. In allen diesen Fällen gilt: Die Sache selbst ist *grundsätzlich* lebensfeindlich. Diese Beispiele und die Geschichte zeigen: Wer

für sich beansprucht, ein moralischer Wächter zu sein, muss ein sensibles Gespür für die feinen Unterschiede haben. Wenn dieses Gespür fehlt, kommt es zu Pauschalverurteilungen, die nur Schaden anrichten können. Leider passiert das immer noch viel zu häufig, auch unter Christen.

Allgemeine Warnungen vor Entspannungsverfahren sind nicht nur höchst spekulativ, sondern es muss ihnen auch die wissenschaftliche Ernsthaftigkeit abgesprochen werden. Die Beweisführung geschieht in der Regel lediglich durch die Anhäufung von Beispielen. Niemals wird aber deutlich, wie viele Gegenbeispiele es gibt. Man kann über jeder Suppe so lange den Kopf schütteln, bis man Haare darin findet. Schwarze Schafe lassen sich überall entdecken, und wenn man gut genug sucht (und oft auch genug hinein interpretiert), bringt man sogar ganze Herden zusammen. Wissenschaftlich relevant werden Häufungen aber erst durch den Nachweis des normalen Durchschnitts. Es müsste zum Beispiel eindeutige statistische Untersuchungen geben, aus denen hervorgeht,

→ wie viele Personen im Vergleich zur Gesamtgruppe der Anwender von Entspannungsverfahren unter okkulten Einfluss geraten,
→ ob dieser Einfluss tatsächlich auf das Entspannungsverfahren oder auf etwas anderes zurückzuführen ist,
→ wie weit auszuschließen ist, dass diese Personen unter psychotischen Wahnvorstellungen leiden usw.

Der zweite wissenschaftlich legitime Zugang bestünde darin, logisch schlüssig und vor dem Hintergrund des zugänglichen Forschungsbefunds die grundsätzlichen Fehler des Ansatzes aufzuzeigen und somit zum Beispiel zu beweisen, dass Entspannungsverfahren *theologisch* unakzeptabel sind. Sofern weder das eine noch das andere geschieht, muss der juristische Grundsatz *in dubio pro reo*[*] gelten. Die Beweispflicht liegt bei denen, die vor Entspannungsverfahren warnen. Solange sie nicht nachvollziehbar wissenschaftlich arbeiten, können ihre Argumente nur in sehr begrenztem Maß ernst genommen werden.

Auch Benzodiazepine entspannen. Ich habe noch nicht gehört, dass gegen ihren Gebrauch das Argument verwendet wurde, man komme dadurch unter okkulten Einfluss, obwohl es nur diese beiden wesentlichen Unterschiede zwischen Tranquilizern und einer Technik wie der Progressiven Muskelentspannung gibt: Benzodiazepine wirken sehr bequem und sofort, aber sie sind auf die Dauer hochgradig gesundheitsschädigend. Progressive Muskelentspannung wirkt erst nach disziplinierter Einübung, aber dann ist sie hochgradig gesundheitsförderlich.

Eine Methode wie die Progressive Muskelentspannung könnte man gut auch Entspannungs*gymnastik* nennen. In der Tat sagen christliche Meditationsexperten statt „Entspannung“ mitunter auch „Lockerung“ und „Lösung“. Viele Entspannungskritiker würden bei dieser Alternativbezeichnung wohl entspannt aufatmen, weil sie damit nur Harmloses verbinden. Auf das Wort *Meditation* reagieren sie hingegen meist mit großem Vorbehalt. Aber ich möchte den Skeptikern eine (nicht ganz ernst gemeinte) Warnung entgegenhalten: Überlegen Sie es sich gut, ob es wirklich in ihrem Sinne sein könnte, „Gymnastik“ zur Abgrenzung gegen die „Meditation“ zu verwenden. Denn das Wort „Gymnastik“ ist uns aus dem klassischen Griechentum überliefert, heißt dort *gymnazo* und bedeutet „nackt üben“! Sollte das wörtlich genommen werden? Das lateinische *meditari* meint hingegen nichts weiter als die

* Im Zweifel für den Angeklagten.

Übung des Nachdenkens. Zudem hat das Wort in der Geschichte des praktizierten Christentums eine sehr lange und positive Tradition. Ganz entspannt und darum unabgelenkt nachdenken: Ist das nicht sehr wünschenswert?

Fazit: Die pauschalen Behauptungen, Entspannungstechniken würden unter schädigende Fremdeinflüsse bringen, sind spekulativ, in der Beweisführung unlogisch und unwissenschaftlich. Es ist anzunehmen, dass die Menschen, die derartige Einflüsse erleiden, einer von drei möglichen Gruppen angehören:

→ Personen, denen im Zusammenhang mit religiösen oder psychotherapeutischen Maßnahmen manipulative seelische Gewalt angetan wird.
  Dies würde an Kriminalität grenzen und widerspricht jedenfalls völlig dem Selbstverständnis seriöser Psychotherapie.
→ Personen, die Fremdeinflüsse aktiv suchen.
→ Personen mit psychotischen Problemen, die solche Einflüsse wahnhaft erleben.

Die wichtigsten Verfahren

Meditation

Aus psychologischer Sicht ist Meditation „ein Sich-Versenken, ein nachdenkliches Eindringen, das durch Schweigen, Entspannung und inneres Lauschen gekennzeichnet ist“ (Klaus Grawe). Rein wissenschaftlich kann man auch das Gebet der Meditation zuordnen.

Ihrer Entspannungswirkung wegen können Meditationsverfahren, sofern sie regelmäßig praktiziert werden, starke Heilungswirkungen auf Seele und Leib ausüben. Bedingung dafür ist Regelmäßigkeit. Fachleute vermuten, die Beliebtheit des Rosenkranzes zum Beispiel habe einen Grund darin, dass er dem natürlichen Rhythmus des Herzens entspricht. Aus dem beständigen Aufsagen der Formeln resultiere eine regelmäßige und stark verlangsamte Atmung, was zu Beruhigung und Konzentrationserhöhung führe. Es ist anzunehmen, dass viele Menschen, die sich auf meditative Psychotechniken einlassen und sich dadurch weltanschaulich und religiös binden, eigentlich nur effektive Entspannung suchen. Sie wären wesentlich besser bedient, wenn sie das eine vom anderen trennten. Ein weltanschaulich festgelegtes Meditationsverfahren lediglich als Entspannungsmethode benutzen zu wollen ist ungefähr so, als würde man sich zum Knecht eines Obstgärtners machen, um seinen Bedarf an Äpfeln zu stillen. Denn die Meditation selbst ist nur Instrument für ein höheres Ziel, und ebenso verhält es sich mit der Entspannung, wenn sie als Teil der Meditation ausgeübt wird. Abbildung 1 zeigt, dass die Entspannung sozusagen die Schale ist, in der die Meditation liegt, und diese ist

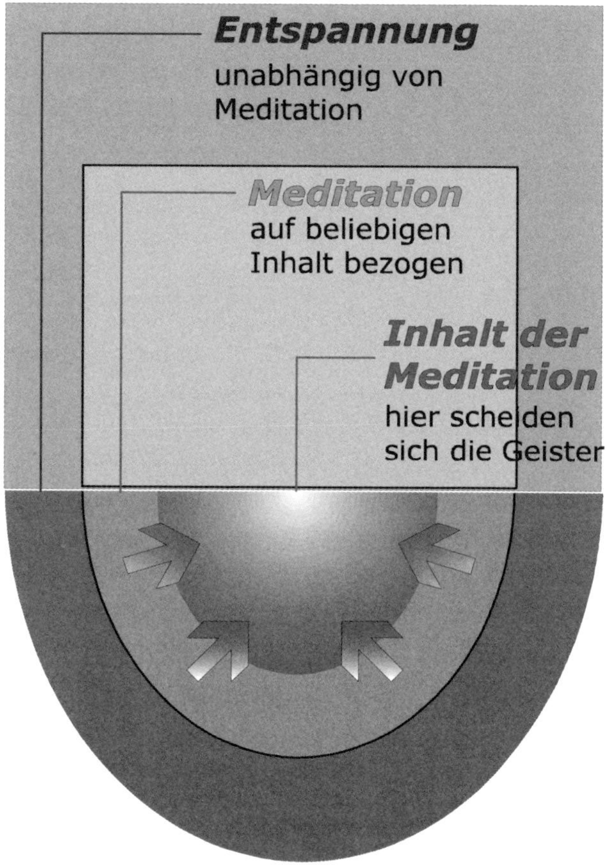

Abbildung1: Entspannung ist unabhängig von Meditation, aber sie kann auch in deren Dienst genommen werden, um sie zu erleichtern. Meditation ist hingegen immer auf einen Inhalt bezogen.

wiederum die Schale für ihren Inhalt. Erst am Inhalt scheiden sich die Geister. Der Inhalt ist das, was meditiert wird. Gegenstand von Meditation kann prinzipiell alles sein, sagt der Theologe Otto Haendler. „Aber die Auswahl muss sorgsam sein, da das Meditierte Macht über uns gewinnt." Im Unterschied zur Entspannung ist Meditation immer auf einen bestimmten Inhalt bezogen, einen Gegenstand zum Beispiel, ein Bild, ein Wort oder einen Text. Jede Meditation hat ein höheres Ziel, aber worin es besteht, hängt nicht von der Meditationstechnik selbst ab.

„Meditation ist eine Praxis, nicht eine Glaubenshaltung", erklärt Haendler. „Sie verbindet sich, wo man sie ausübt, mit der Glaubenshaltung des Ausübenden." Voraussetzung dafür ist natürlich, dass bereits eine gefestigte Glaubenshaltung vorhanden ist. Wenn diese fehlt, weil der Betreffende auf seiner Suche nach Sinn noch nicht fündig wurde, können vorgegebene Meditationsgegenstände stark prägenden Einfluss auf ihn haben. Wer meditiert, öffnet sich. Er nimmt sich selbst und seine Aktivität ganz zurück, um empfangen zu können. Tiefster Sinn der Meditation ist die Begegnung mit Gott. Seit jeher meditieren Christen wegen dieses Ziels Worte und Geschichten aus der Bibel. Sie ist Otto Haendler zufolge „der geheiligte Raum, in dem alle Meditationsübung ihren letzten Sinn und ihre Erfüllung findet." Das Wesen dieser Meditation hat der pietistische Mystiker Gerhard Tersteegen meisterhaft in dem Lied „Gott ist gegenwärtig" zum Ausdruck gebracht:

Du durchdringest alles,
lass dein schönstes Lichte,
Herr, berühren mein Gesichte.
Wie die zarten Blumen
willig sich entfalten
und der Sonne stille halten,
lass mich so
still und froh
deine Strahlen fassen
und dich wirken lassen.

Mache mich einfältig,
innig, abgeschieden,
sanft und still in deinem Frieden;
mach mich reinen Herzens,
dass ich deine Klarheit
schauen mag in Geist und Wahrheit;
lass mein Herz
überwärts
wie ein Adler schweben
und in dir nur leben.

Ein beeindruckendes Beispiel dafür, welche Macht Bibelworte in der Meditation entfalten können, berichtet die russische Philosophin und Frauenrechtlerin Tatjana Goritschewa aus ihrem Leben. Zufällig erhielt sie bei einer Yogaübung den Text des Vaterunsers, um ihn als Mantra meditierend vor sich hin zu sprechen. Die erste intensive Begegnung mit diesem Bibeltext verwandelte sie völlig von einer verzweifelten Nihilistin zur bekennenden und praktizierenden Christin.

Hypnose

Auch der Hypnose wird gute psychotherapeutische Wirksamkeit bescheinigt. Hierbei geht es vor allem darum, vorübergehend in einen veränderten und eingeengten Wahrnehmungszustand versetzt zu werden. Durch suggestive Anweisungen wird die Aufmerksamkeit auf einen bestimmten Punkt konzentriert. Hypnose funktioniert nur, wenn sich die Person dem Hypnotiseur willentlich anvertraut, und auch im hypnotisierten Zustand bleibt die Fähigkeit erhalten, sich selbst frei zu entscheiden und mit dem Hypnotiseur konstruktiv zu kommunizieren. Die verbreitete Anschauung, dass der Hypnotisierte zur Marionette werden könnte, ist also falsch.

Hypnose ist ein Mittel zum Zweck und kommt darum in der Psychotherapie nur als unterstützende Maßnahme anderer Verfahren zum Einsatz. Sie lässt sich mit allen möglichen Methoden kombinieren. Man kann es auch lernen, sich selbst zu hypnotisieren. Als eine besondere Form der Hypnose kann man das *Autogene Training* bezeichnen.

Yoga

Ungefähr drei Millionen Deutsche praktizieren Yoga. Die gesundheitsfördernde Wirkung von Yoga ist erwiesen. Meistens wird bei uns Hatha-Yoga ausgeübt, die Grundform der Yoga-Meditation, bei der es um körperliche Übungen und die Beruhigung der Gedanken geht. Wie weit diese erste Stufe isoliert als reine Entspannungsmethode verwendet werden kann, ist umstritten. Der Berufsverband Deutscher Yogalehrer (BDY) betont die Absicht, „weltanschauliche Unterweisung“ zu unterlassen. Man spricht dort aber auch davon, dass jeder, der das möchte, durch Yoga zu „neuen Dimensionen des Seins“ gelangen könne. Der Tendenz nach ist somit auch der Hatha-Yoga mehr als nur eine Entspannungsmethode. Die höheren Stufen des Yoga sind auf jeden Fall Meditationsformen im engeren Sinn, die im Hinduismus angewendet werden, um sich in den „Kreislauf des kosmischen Lebens“ einzugliedern und so der vollkommenen Erlösung entgegenzustreben.

Autogenes Training

Das Autogene Training ist eine Hypnosetechnik, die der Berliner Nervenarzt Heinrich Schultz 1932 der Öffentlichkeit vorstellte. Es besteht aus einer Unter- und einer Oberstufe. Die Unterstufe ist ein reines Entspannungsverfahren. Die Entspannung kommt durch eine Art Selbsthypnose zustande. Die Oberstufe ist eine tiefenpsychologische Meditationsform, die dem Anwender zu intensiver Selbsterkenntnis verhelfen soll.

Das Autogene Training ist in Deutschland sehr verbreitet. Das Wirkungsspektrum entspricht dem der Progressiven Muskelentspannung. Es kommt wie diese bei einer Vielzahl von Verhaltensproblemen und somatischen Störungen zum Einsatz. Einige Anwendungsfelder seien genannt: Angst- und Schlafstörungen, Schmerzzustände, Herz-Kreislauf-Erkrankungen, Asthma und Zahnbehandlung. Allerdings ist die Wirksamkeit des Autogenen Trainings wesentlich weniger gut untersucht und bestätigt als die der Progressiven Muskelentspannung.

Biofeedback

Ähnlich wie die Hypnose wird auch das Biofeedback vor allem zur Unterstützung von Psychotherapiemethoden verwendet, besonders aber auch zur Optimierung von Entspannungsverfahren. Unter Biofeedback sind verschiedene apparative Messungen wie EMG (Muskelspannung), EKG (Herzfrequenz), EEG (Gehirnströme) und EDA (Hautwiderstand) zusammengefasst. Sie alle geben körperliche Spannungszustände wieder, die größtenteils normalerweise nicht oder nur schwer unmittelbar vom Betreffenden erspürt werden können. Durch die Rückmeldungen (Feedbacks) des Messgeräts, die auf dem Computerbildschirm sichtbar werden, kann der Übende ganz direkt die Unterschiede zwischen Spannung und Entspannung wahrnehmen. Das kann sehr dazu helfen, die Wahrnehmung für diese Übergänge zu schärfen, und verbessert die Fähigkeit, sich bewusst und gezielt zu entspannen. Bei Patienten mit Verspannungsschmerzen lässt sich auf diese Weise zum Beispiel das Bewusstsein stärken, aktiv den Schmerz vermindern zu können. Nicht zuletzt ist Biofeedback auch für Personen gut geeignet, denen Autosuggestion besonders schwer fällt: Sie können körperliche Vorgänge sozusagen „schwarz auf weiß“ mit eigenen Augen sehen. Die Arbeit mit Biofeedback ist aber nur in einem Kontext wie zum Beispiel einer dafür ausgerüsteten Arztpraxis oder einer Klinik möglich.

Progressive Muskelentspannung

Bei dieser von dem Chicagoer Arzt Edmund Jacobson in den 30er-Jahren des 20. Jahrhunderts zunächst an Patienten mit Schlafstörungen entwickelten Methode geht es darum, die kontrollierte Muskelentspannung zu erlernen. Dies geschieht, indem systematisch einzelne Muskelpartien zunächst kurz angespannt und dann wieder willentlich entspannt werden. Wenn das Training fortgeschritten ist, kann die Entspannung wesentlich schneller als am Anfang und auch ohne vorherige Muskelanspannung herbeigeführt werden. Die Methode lässt sich leicht erlernen und weist sowohl ein günstiges Verhältnis von Aufwand und Effekt wie auch ein weites Anwendungsspektrum auf. Progressive Muskelentspannung (PM) ist sehr erfolgreich bei Schlafstörungen und zur Linderung von Schmerzen, insbesondere bei Spannungskopfschmerz. Die Methode ermöglicht ein gesundes „Abschalten“ bei übermäßiger Reizüberflutung, leichtere Regeneration nach Stresserfahrungen, sie hilft zur Sammlung und Beruhigung bei besonders herausfordernden Stresssituationen und ganz allgemein kann sie dazu beitragen, ein beständiges Gegengewicht zu den andauernden Anspannungen des Alltags zu schaffen. Weitere Anwendungsgebiete wurden schon bei der Vorstellung des Autogenen Trainings genannt. In der Psychotherapie kommt PM vor allem bei Angststörungen zum Einsatz, und zwar aus einem einfachen Grund: Angst ist ein Stresszustand, der nicht mit Entspannung kompatibel ist; Angst und Entspannung verhalten sich wie Feuer und Wasser zueinander.

Die Wirksamkeit der Progressiven Muskelentspannung ist gut untersucht. In der Psychotherapie und Medizin wird sie üblicherweise zur Unterstützung anderer Behandlungsmaßnahmen eingesetzt. Aber auch als eigenständige Therapieform zeigt die PM eine hohe Wirksamkeit: Festgestellt wurden 75 Prozent deutliche Verbesserungen im Schnitt bei den jeweils behandelten Symptomen, zusätzlich 60 Prozent verbessertes Allgemeinbefinden bis in den zwischenmenschlichen Bereich hinein. Besonders deutlich sind die Erfolge bei Ängsten, Stressgefühlen und körperlichen Symptomen, die mit Anspannungen verbunden sind.

Die Chancen auf eine hohe Wirksamkeit der PM sind bei folgenden Menschen besonders gut:

→ jüngere Personen,
→ weniger schwer psychisch gestörte Menschen,
→ Personen, die von Anfang die Wirksamkeit der Methode erwarten,
→ konzentrationsfähige Personen.

Ein pauschales Verordnen der PM ist nicht angebracht. Manche können nichts damit anfangen und finden die Übungen albern und peinlich, andere haben Angst davor. Mitunter spielen auch die oben genannten Vorurteile eine Rolle. Personen, denen die Methode unangenehm ist, dürfen nicht dazu genötigt werden. Es wäre kontraproduktiv, denn für Entspannungstrainings ist eine entspannte Atmosphäre nötig!

Die PM ist einfach zu lernen, sehr gut erprobt und wirksam, gut nachzuvollziehen und völlig harmlos. „Wir haben es hier mit einer erlernten Fähigkeit und nicht mit einem Zauber zu tun“, stellt das grundlegende Handbuch von Bernstein und Borkovec fest. Und in einem andere PM-Trainingsbuch heißt es: „Das Verfahren hat primär ausschließlich somatische Entspannung und subjektives Wohlbefinden zum Ziel. Es ist somit frei von jeglichem philosophischen Ballast. Selbstfindung, Sinnfindung, Bewusstseinserweiterung etc. spielen bei diesem Verfahren keine Rolle.“

Der Übende ist zu keinem Zeitpunkt in Gefahr, die Kontrolle zu verlieren, sondern er entspannt sich selbst ganz bewusst und willentlich. Die Entspannung zielt allein auf ganz reale und gegebenenfalls mit Biofeedback messbare körperliche Vorgänge (Muskeltonus, Atemfrequenz usw.).

Wer erwartet, durch diese Methode irgendetwas Besonderes und vielleicht sogar Aufregendes zu erleben, wird enttäuscht. Es passiert nichts anderes, als dass der Praktizierende systematisch fortschreitend (progressiv = fortschreitend) seine Muskeln entspannt und sich aufmerksam darauf konzentriert. Der Effekt ist keine Versenkung, sondern eben nichts als Entspannung. Dieses Gefühl kann allerdings sehr angenehm sein, etwa wie nach einem kurzen erholsamen Nickerchen, mit dem Unterschied, dass man nicht erst wieder „zu sich kommen“ muss.

Wie wir gesehen haben, kann Entspannung auch auf anderen Wegen erreicht werden. Man muss sich dazu nicht unbedingt auf die Muskulatur konzentrieren. Aber man hat einige Vorteile davon:

→ Seelische Spannung macht sich in der Regel auch als körperliche Spannung bemerkbar, und diese äußert sich dann vor allem als *Muskel*verspannung. Sinnvollerweise kann man dann auch bei den Muskeln ansetzen, um die Spannung wieder zu lösen.

→ Es fällt uns normalerweise leichter, unsere Muskulatur wahrzunehmen und uns dort Veränderungen zu merken als bei anderen Körperteilen oder seelischen Zuständen. Darum macht es auch Sinn, uns in diesem relativ leicht zugänglichen Bereich für Entspannung zu sensibilisieren.

Fazit: Weil Meditationsverfahren zwar eine Entspannungswirkung haben, aber bestimmten weltanschaulichen, religiösen oder therapeutischen Zielen dienen, eignen sie sich nicht, um lediglich Wohlbefinden und körperliche Entspannung herbeizuführen. Auch die Hypnose ist normalerweise Mittel zu einem höheren, therapeutischen Zweck. Bei der Unterstufe des Autogenen Trainings und erst recht bei der Progressiven Muskelentspannung (PM), deren Wirkung auf sehr leicht nachvollziehbaren Vorgängen beruht, ist die Entspannung hingegen Selbstzweck. Ob das auch für die Grundform des Yoga gilt, ist strittig. Biofeedback ist der Obergriff für unterstützende Messdaten, die dem Trainierenden rückgemeldet werden (Feedback), um ihm den Entspannungserfolg zu erleichtern.

Das Training der Progressiven Muskelentspannung

Das Prinzip

Die Muskelpartien werden nacheinander erst angespannt und nach wenigen Sekunden gelöst. Sinn der Sache ist ganz einfach der höhere Effekt. Stellen Sie sich ein herabhängendes Pendel vor. Wenn Sie es nach einer Seite ausschwingen lassen wollen, können Sie ihm einen Stoß geben. Aber es wird leichter dorthin ausschwingen, wenn sie es zuerst in die Gegenrichtung ziehen und dann loslassen (Abbildung 2). Entsprechend gilt: Sie können natürlich auch einfach so versuchen, Ihre Muskeln ganz locker zu lassen. Aber wenn Sie die Muskeln jeweils zuvor anspannen, spüren Sie danach die Entspannungswirkung deutlicher.

Am besten probieren Sie das gleich einmal aus: Konzentrieren Sie sich auf eine Hand und versuchen Sie, an nichts anderes zu denken, als die Muskeln ganz locker zu lassen. Beachten Sie genau, wie sich das anfühlt. Spüren Sie dem Gefühl der Entspannung bis in die einzelnen Fingerspitzen hinein nach. Und nun führen Sie dieselbe Übung nochmals durch, indem Sie zunächst die Hand fest zur Faust anspannen und sie nach ein paar Sekunden wieder öffnen. Natürlich fühlen Sie die Entspannung jetzt viel stärker. Spüren Sie diesem Gefühl in der Hand und in den Fingern so lange nach, wie Sie es empfinden. Ja, so fühlt sich Muskelentspannung an. Und so einfach ist das Prinzip des ganzen Trainings. Um Entspannung im Lauf der Zeit immer rascher und leichter gezielt herbeiführen zu können, müssen Sie

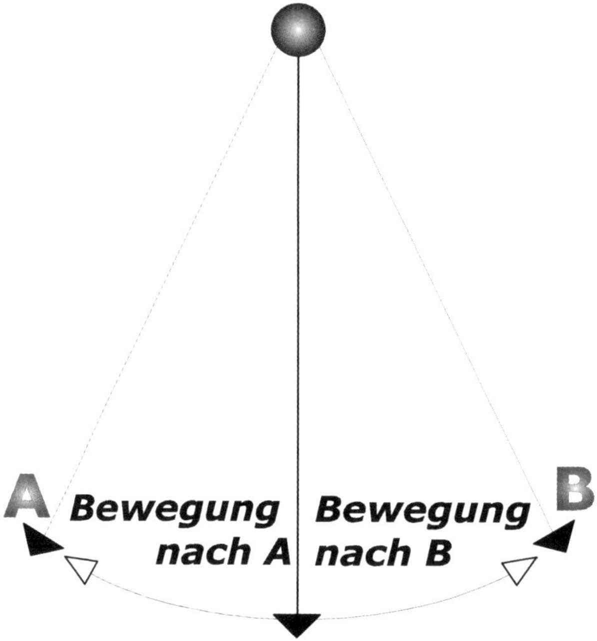

Abbildung 2: Um die Bewegung zum Punkt B herbeizuführen, können Sie dem herabhängenden Pendel entweder einen Stoß in diese Richtung geben oder Sie können es zunächst in die Gegenrichtung zu Punkt A ziehen.

sich vor allem erst einmal dafür sensibilisieren. Was Sie nicht konkret wahrnehmen, können Sie auch nicht konkret verstärken. Wenn Sie das Gespür für die Entspannung entwickelt haben, verliert das Anspannen der Muskeln allmählich an Bedeutung. Auf den letzten Stufen des Trainings können Sie ganz darauf verzichten und benötigen nicht mehr als eine kurze Konzentrationsphase, um spürbar von der Anspannung in die Entspannung zu wechseln.

Manche Menschen hören recht bald wieder auf, die PM zu üben, weil sie nicht daran glauen, dass sie ihnen wirklich helfen könnte. Natürlich spielt auch hier wie so oft der Glaube an die Wirksamkeit der Methode eine wichtige Rolle, um diese auch zu erfahren. Das bedeutet aber lediglich, dass man *Geduld* braucht, bis der Effekt sich intensiv einstellt. Nicht der Mangel an Einbildungskraft verhindert den

Erfolg, sondern der Mangel an *Durchhaltevermögen*. Lassen Sie sich nicht irritieren, wenn Sie anfangs wenig Wirkung spüren. Ein Krafttraining beendet man doch auch nicht bereits nach ein paar Tagen, nur weil noch keine sichtbaren Veränderungen am Bizeps wahrzunehmen sind. So ist auch beim Entspannungstraining der Schlüssel zum Erfolg das regelmäßige, beharrliche Üben!

→ Üben Sie täglich, in der Anfangszeit am besten zweimal.
→ Reservieren Sie sich bestimmte regelmäßige Zeiten dafür.
→ Sorgen Sie dafür, dass Sie nicht gestört werden.
→ Gehen Sie systematisch nach der Anleitung vor.

Fazit: Das Wirkprinzip der PM lässt sich am besten durch ein Pendel veranschaulichen, das umso besser ausschwingt, je mehr man es zuvor in die Gegenrichtung zieht. Ähnliche Funktion hat das kurzzeitige Anspannen von Muskelgruppen, das jeweils durch ihr bewusstes Entspannen abgelöst wird. Damit die Wirkung zur vollen Entfaltung kommt, ist in der Anfangszeit tägliches, systematisches Üben nötig.

Organische und psychische Auswirkungen

Durch Ihre Konzentration auf die Entspannung stecken Sie sozusagen den ganzen Organismus an: Das *vegetative Nervensystem* reagiert auf die monotonen, regelmäßigen Instruktionen, auf die ruhiger werdende Atmung und auf die immer weiter fortschreitende Muskelentspannung, indem es den bei Stress dominierenden *sympathischen Systemteil* deaktiviert und seinem Gegenspieler, dem *parasympathi-*

schen Systemteil, das Feld überlässt. Das hat zum Beispiel zur Folge, dass sich die Herzfrequenz verlangsamt, der Blutdruck sinkt und die Verdauung aktiviert wird. In der folgenden Tabelle sind einige Funktionen dieser beiden Teile des vegetativen Nervensystems gegenübergestellt.

Organ	**sympathisches System**	**parasympathisches System**
Herz	Beschleunigung	Verlangsamung
Pupillen	Erweiterung	Verengung
Magen/Darm	Hemmung	Anregung
Schilddrüse	Anregung	Hemmung
Nebennieren	Adrenalinausstoß (anregend)	Hemmung des Adrenalinausstoßes
Blutgefäße	Verengung	Erweiterung
Genitalien	weniger durchblutet	stärker durchblutet
Bronchien	Erweiterung	Verengung

PM hat außer den bereits genannten Wirkungen noch einige weitere angenehme und gesunde Effekte:

→ *Das Immunsystem wird gestärkt.* Dadurch beschleunigen sich auch Heilungsprozesse.
→ *Die Konzentrationsfähigkeit wird gestärkt.* Wer entspannt ist, lernt zum Beispiel besser und kann sich darum effektiver auf Prüfungen vorbereiten.
→ *Die Aufmerksamkeit wird umgelenkt.* Die Konzentration auf den Entspannungsfortschritt während der Übung ist gleichzeitig auch immer eine Ablenkung von

dem, was plagt, bedrückt, ängstigt und zerstreut. Die Gedanken verhalten sich nicht mehr wie Affen, die rastlos von Ast zu Ast springen. Sie setzen sich. Sorgen treten in den Hintergrund. Das ist ja auch ein Grund dafür, dass Entspannungstechniken Bestandteile von Meditationsverfahren sind.

→ *Die Gelassenheit wird größer.* Das ist die Folge der Gedankenberuhigung Gelassene Menschen lassen sich weniger irritieren und haben es leichter, ihren individuellen Lebensrhythmus zu finden und zu bewahren.

→ *Körpersignale werden leichter wahrgenommen.* Die Sensibilisierung für den Unterschied von Spannung und Entspannung in den Muskeln bringt insgesamt ein verbessertes Gespür für das mit sich, was im eigenen Körper vorgeht. Dadurch werden auch körperliche Warnsignale leichter erkannt.

→ *Die Fähigkeit der Selbststeuerung verbessert sich.* Zu erleben, dass man selbst in der Lage ist, durch gezieltes Entspannen einen günstigen Einfluss auf unangenehme Empfindungen zu nehmen, gibt neuen Mut und Selbstvertrauen, auch auf anderen Gebieten positive Veränderungen herbeiführen zu können.

Fazit: Progressive Muskelentspannung aktiviert das parasympathische Nervensystem und hat einige weitere Wirkungen, die für Körper und Seele gesund sind.

Wann Sie auf PM verzichten sollten

Wenig oder gar keinen Sinn macht es, PM zu praktizieren, wenn einer der folgenden fünf Punkte zutrifft:

→ *Es fehlt Ihnen die Motivation.* Das kann der Fall sein, wenn die bisherigen Erklärungen Sie nicht überzeugen und Ihnen die Methode zu fremd oder „albern“ erscheint, oder wenn Sie nach wie vor Angst haben, unter Fremdeinfluss zu kommen. Oder Sie brauchen die Methode gar nicht, weil es Ihnen einfach keine größere Mühe macht, entspannt zu sein.

→ *Sie können sich fast gar nicht konzentrieren.* Das kann verschiedene Ursachen haben. Wenn Sie nicht wissen, woher das kommt, suchen Sie bitte unbedingt einen Arzt auf, um Diagnose und Therapie abzuklären.

→ *Sie leiden unter einer hypochondrischen Angststörung.* Hypochondrie ist eine phobische Störung: Die Betroffenen achten mit großer Sorge und Ängstlichkeit auf unklare Vorgänge in ihrem Körper und fürchten stark, dass es sich um die Anzeichen gefährlicher Krankheiten handeln könnte.

→ *Sie leiden unter einer akuten psychotischen Erkrankung.* Es könnten Ihnen zum Beispiel bei den Vorstellungsübungen wahnhafte Ideen kommen. Wenn überhaupt, sollten Sie PM jetzt nur mit dem Einverständnis Ihres Therapeuten praktizieren.

→ *Ihr parasympathisches Nervensystem ist bereits überaktiviert.* Dies ist zum Beispiel normalerweise bei Depressionen der Fall. Andererseits treten bei Depression auch verstärkt Verspannungen auf. Deswegen ist Entspannungstraining häufig trotzdem Teil von Depressionstherapien. In der Regel dürfte aber Bewegung (Sport, Gymnastik) die geeignetere Entspannungshilfe bei Depression sein. Doch das ist eine Ermessensfrage – besprechen Sie es bitte mit Ihrem Therapeuten. Wenn Sie *körperliche* Probleme haben, die durch Aktivierung des parasympathischen Systems verstärkt werden könnten (vgl. Tabelle oben, rechte Spalte), sollten Sie jedenfalls zuerst einen Arzt konsultieren, bevor Sie mit PM beginnen.

Wie schon erwähnt, kann PM bei *Schmerzen* hilfreich sein. Die Schmerzregion selbst sollte aber nicht in das Training einbezogen werden. Der lindernde Effekt kommt dadurch zustande, dass sich die Entspannung von den umliegenden Muskelpartien auch auf das Schmerzgebiet ausbreitet. Bei komplexen und gefährlichen körperlichen Leiden sollten Sie PM besser nur unter persönlicher Anleitung durchführen, beispielsweise im Rahmen einer Schmerztherapie.

Fazit: Bei grundsätzlich fehlender Motivation, sehr starken Konzentrationsmängeln, Hypochondrie, akuten Psychosen und einer bereits bestehenden Überaktivierung des parasympathischen Nervensystems ist Progressive Muskelentspannung nicht angebracht. Bei komplexen und gefährlichen körperlichen Erkrankungen und Schmerzen sollte das Training nur unter fachlicher Anleitung und Aufsicht stattfinden.

Die Einzelheiten des Trainings

Die Teilschritte

Das Training umfasst sechs Stufen. Sie profitieren aber auch bereits deutlich, wenn Sie es bis zur dritten Stufe schaffen. Von dort an können Sie sich die Instruktionen selbst geben, weil sie nicht mehr umfangreich sind. Die Anweisungen zu den beiden ersten Stufen (Langform und Mittelform) befinden sich auf der beiliegenden CD. Im Folgenden ein Überblick aller Schritte:

→ *Langform der Muskelentspannung.* Hier werden 16 wichtige Muskelpartien des Körpers nacheinander angespannt und dann wieder entspannt.

→ *Mittelform der Muskelentspannung.* Einige der Muskelpartien werden nun in sieben Gruppen zusammengefasst.

→ *Kurzform der Muskelentspannung.* Jetzt reduziert sich die Übung auf vier Gruppen.

→ *Vergegenwärtigungsform 1.* Sie sind mittlerweile so für das Entspannungsgefühl sensibilisiert, dass Sie die Muskelanspannung und das anschließende Loslassen nicht mehr brauchen. Sie müssen sich das Gefühl der Entspannung nur noch konzentriert in Erinnerung rufen.

→ *Vergegenwärtigungsform 2.* Bei dieser Übung verbinden Sie die Vergegenwärtigung des Entspannungsgefühls mit einer Zählreihenfolge. Durch Gewohnheit entsteht in Ihrem Gehirn eine Verkoppelung des Zählens mit dem Entspannungsgefühl.

→ *Minimalform mit Zählen.* Sie können jetzt ausschließlich durch Konzentration auf die Zahlenfolge das Entspannungsgefühl hervorrufen.

Widerstehen Sie bitte der Versuchung, gleich mit einer Kurzform zu beginnen. Sie würden dadurch den gewünschten Effekt nicht erzielen. Es geht für Sie darum, das bewusste Herbeiführen von Entspannung so zu *lernen,* dass es Ihnen zur *Gewohnheit* wird. Solche Prozesse brauchen ganz einfach etwas Geduld. Dafür ist es besonders wichtig, dass Sie die Anfangslektionen gut beherrschen. Kürzen Sie diese Phase also bitte nicht ab. Wenn alles gut geht, können Sie nach zwei Monaten bei der Minimalform angekommen sein. Aber lassen Sie sich Zeit! Und wenn Sie merken, dass sich die Entspannung nicht mehr wie erwartet einstellt, gehen Sie bitte vorübergehend immer auf die vorherige Übungsstufe zurück.

Auf der nächsten Seite finden Sie die Zeitschiene des Gesamttrainings und eine Vorlage für Ihren persönlichen *Übungsplan*, den Sie sich kopieren oder nach der Vorlage selbst erstellen können. Er ist gleichzeitig auch Ihr *Entspannungstagebuch* für die Zeit des Übens. Vergegenwärtigen Sie sich durch die Eintragungen Ihren Fortschritt und die Schwierigkeiten bei den Übungen. Schätzen Sie den Entspannungswert jeder durchgeführten Übung auf einer Skala zwischen null und zehn ein: Null bedeutet überhaupt kein Entspannungseffekt, zehn bedeutet einen optimalen Effekt. Mit diesem Tagebuch können Sie sich nun sowohl selbst ermutigen als auch leicht feststellen, ob und wo Veränderungen angebracht sind.

Merksatz: Lassen Sie sich Zeit und gehen Sie nie zum nächsten Übungsschritt weiter, wenn Sie den vorherigen noch nicht wirklich beherrschen!

Woche	Übungsform	täglich	Benötigte Zeit
1 + 2	*Langform der Muskelentspannung + CD*	1-mal	35 Min.
3	*Mittelform der Muskelentspannung + CD*	1–2-mal	20 Min.
4 + 5	*Kurzform der Muskelentspannung*	1–2-mal	2-mal ca. 10 Min.
6	*Vergegenwärtigungsform 1*	2-mal	2-mal ca. 10 Min.
7 + 8	*Vergegenwärtigungsform 2*	2-mal	2-mal ca. 6 Min.
ab 9	*Minimalform mit Zählen*		ca. 2 Min.

Übungsplan mit Entspannungstagebuch

Übungsform: ______________________________

Woche: ____________

Datum Uhrzeit	Übungs-länge	Erfahrungen, Empfindungen, Probleme	Skalenwert (0–10)

Übersicht der Muskelgruppen

Bei der ersten Stufe des Trainings werden nacheinander 16 Muskelpartien des Körpers angespannt und danach wieder entspannt. Bei der zweiten und dritten Stufe kommen dieselben Muskelbereiche an die Reihe, aber nun werden jeweils mehrere Partien zusammengefasst. Abbildung 3 zeigt, um welche Muskeln es sich handelt und in welcher Reihenfolge sie entspannt werden.

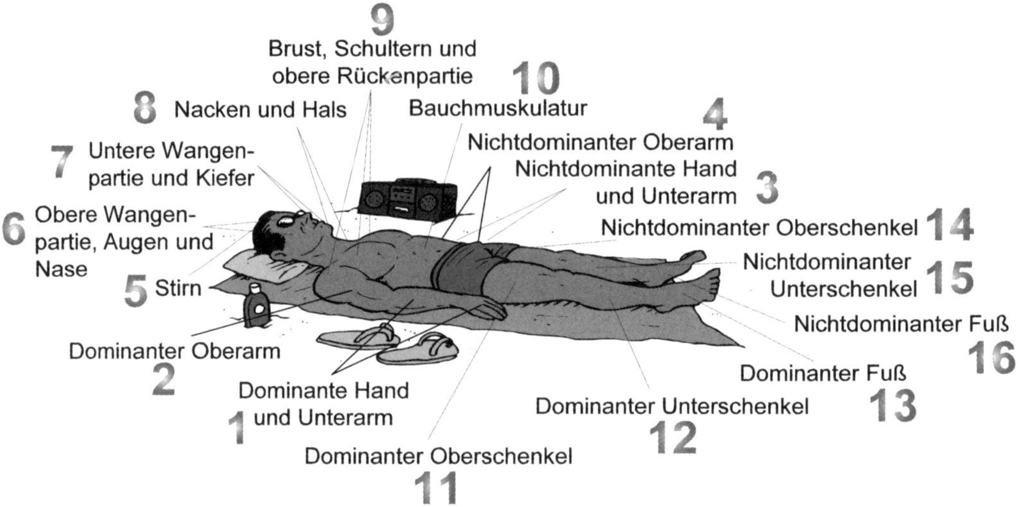

Abbildung 3: Die 16 Muskelpartien und die Reihenfolge, in der sie bei der Progressiven Muskelentspannung systematisch entspannt werden.

„Ruhiges Atmen macht ruhig, verhilft zur inneren Sammlung und Selbstbeherrschung. Solches Atmen ist wie ein ‚Heimkommen zu sich selbst' ", meint Friso Melzer, und Otto Haendler hebt für die entspannende Vorbereitung auf die Bibelmeditation hervor: „Entscheidend ist das Atmen", weil es „tief beruhigend und lösend wirken und zum Wesenhaften führen" könne.

„Wir im Abendland haben die Bedeutung des Atems vergessen, haben das gesunde Atmen verlernt", stellt Friso Melzer aber fest, der nicht nur ein Meditationsexperte, sondern auch ein Kenner des Fernen Ostens war. Bei Yogaübungen wird sehr auf den Atem geachtet. Dem hinduistischen Weltbild nach strömt beim Atmen aber das „Prana" ein und aus, die universale, göttliche Lebenskraft. Das ist wohl der Hintergrund esoterischer Entspannungsformulierungen wie „*Es* atmet mich." Es wäre jedoch allzu schade, deswegen das Kind mit dem Bade auszuschütten und sich den Segen der Atementspannung entgehen zu lassen. Darum ist sie auch, wie sonst ebenfalls üblich, in dieses Training der Progressiven Muskelentspannung eingebaut.

Über das Geheimnis des richtigen Atmens wird seit Menschengedenken nachgedacht. Aber unsere Generationen müssen es für sich erst neu entdecken. Einen Anfang machten zu Beginn des 20. Jahrhunderts atembewusste Frauen, die sich ihrer Korsetts entledigten. Eine von ihnen hat einen Satz geprägt, der nach wie vor als Instruktion zur Atementspannung hilfreich ist: „Wir lassen unseren Atem kommen, wir lassen ihn gehen und warten, bis er von selbst wiederkommt."

Das ist so wenig mystisch wie die Progressive Muskelentspannung, denn es erinnert lediglich daran, dass sich in unserem Gehirn ein Atemzentrum befindet, das diesen Vorgang vollautomatisch selbst regelt. Wir dürfen uns dem Atem also einfach überlassen, und indem wir das bewusst tun, entspannen wir. Dann wird der Atem ruhig, er findet wieder sein natürliches Maß. Uns stockt der Atem nicht mehr, wir holen wieder neuen Atem, wir atmen auf.

Die Atemlosigkeit im Stresszeitalter hat nach den Zwängen der viktorianischen Epoche zu neuen Atembeschwerden geführt. Die Luft bleibt uns weg, wenn die Angst nach uns greift, und wo sie sich breit macht, wird der Atem krank. Darum haben heutzutage Anweisungen zur Atementspannung zu Recht Konjunktur.

Die weit verbreitete *Stressatmung*, die auch noch durch das viele Sitzen gefördert wird (in einer Haltung, bei der die Lungenaktivität eingeengt wird), ist flach, unregelmäßig und zu schnell. Gesunder Atem ist hingegen tief und langsam. Da wird die Luft nicht wie bei der ängstlichen Atmung durch die angespannte Bauchmuskulatur im Brustraum festgehalten, sondern sie breitet sich zum Bauchraum hin aus und drückt das Zwerchfell nach unten. Machen Sie die Probe: Legen Sie eine Hand auf den Bauch und spüren Sie, wie er sich beim Einatmen hebt und beim Ausatmen senkt. Legen Sie nun die andere Hand auf die Brust. Wenn der Atem von selbst wieder kommt, dann stellen Sie sich vor, dass Sie ihn unter der Hand auf der Brust hindurch leiten und dass Sie mit dem Atemstrom die Hand auf dem Bauch hochheben. So fühlt sich das tiefe Atmen an, die *Bauchatmung*. Bleiben Sie in dieser Haltung und lassen Sie den Atem ganz von selbst kommen und gehen. Und jetzt zählen Sie Ihre Atemzüge im Lauf einer Minute. Sind es maximal 15? Dann atmen Sie jetzt tatsächlich ruhig und tief.

Gesund ist diese Art zu atmen aus mehreren Gründen: Die Lungenflügel füllen sich viel besser mit Luft, was erhöhte Sauerstoffzufuhr zur Folge hat und dadurch eine bessere Durchblutung, was wiederum den Stoffwechsel begünstigt und die

Immunabwehr stabilisiert. Außerdem ist das Ausatmen intensiver und dadurch auch die Ausscheidung von Giftstoffen, die den Körper auf diesem Weg verlassen. Drittens wirkt sich der ruhige, tiefe Atem positiv auf die Psyche aus: Wer so atmet, lässt sich weniger leicht irritieren. Die Stimmung hebt sich und die Konzentrations- und Denkfähigkeit ist erhöht.

Genau wie bedrängende Gedanken uns den Atem buchstäblich rauben können und wie wir den Atem anhalten, wenn die Spannung ihren Höhepunkt erreicht, atmen wir befreit auf und durch, wenn wir etwas als Entlastung werten. Das Einatmen ist schon allein körperlich mit Aktivierung verbunden, das Ausatmen mit Entspannung. Was wir sprachlich von uns geben, um uns auszu*drücken,* ist geformtes Aus*atmen.* Wenn hingegen die „Kehle wie zugeschnürt" ist, werden wir sprachlos.

Damit dürfte nun genügend begründet sein, warum Sie auch bei den Anweisungen zur PM immer wieder einmal erinnert werden, auf Ihren Atem zu achten. Das kann den Entspannungseffekt beträchtlich erhöhen.

Ruhebilder

Wir erleben unsere Gedanken, die wie Affen auf dem Baum ständig in Bewegung sind, meist nicht als abstrakte Silbenzusammensetzungen, sondern eher wie Bilder mit Beschreibungen. Es ist wie bei den Comics: Wo ein Bild ist, da ist auch eine Denk- oder Sprechblase, und wo Denk- und Sprechblasen sind, da sind auch Bilder. Wenn Sie das noch nicht ganz überzeugt, dann probieren Sie es bitte gleich einmal aus: Schließen Sie die Augen und lassen Sie Ihren Gedanken freien Lauf. Was haben Sie erlebt? Natürlich haben Sie nicht *nur* gedacht. Sie haben wahrscheinlich gleichzeitig sozusagen einen Film gesehen. Vielleicht hätte ich Sie auch auffordern können, Ihrer *Fantasie* freien Lauf zu lassen, und es wäre gar nichts anderes dabei herausgekommen. Wenn also Gedanken und Bilder so eng miteinander verbunden sind, liegt es dann nicht ganz nah, auch durch die bewusste Konzentration auf *Bilder* eine beruhigende Wirkung auf die *Gedanken* hervorzurufen? Darin liegt der Sinn von *Ruhebildern* als Bestandteil von Entspannungsübungen. Von der dritten Übungsstufe an werden Sie auch in diesem Training damit arbeiten.

Störende, stark beunruhigende Gedanken und Vorstellungen wird man nicht los, indem man sich dagegen stemmt. Das bekannte Beispiel der rosa Elefanten beweist das recht überzeugend: Schließen Sie bitte wieder die Augen und stellen Sie sich rosa Elefanten vor. Und nun wehren Sie sich dagegen: Versuchen Sie ganz konsequent, sich auf keinen Fall weiterhin rosa Elefanten vorzustellen! Natürlich geht es nicht, denn sie denken auch in der Negation nur noch an rosa Elefanten. Um die unerwünschte Vorstellung zu beenden, müssen Sie sich *ablenken*. Das werden Sie wahrscheinlich auch nicht schaffen, indem Sie „einfach abschalten". Wie soll denn das gehen? Was kommt denn danach: ein Vakuum? Das ist Illusion.

Wenn Sie nicht in der Lage sind, auf eine bessere Alternative umzuschalten, kehren die beunruhigenden Gedanken zurück – Ihr Vorstellungsbaum ist sofort wieder mit den gleichen „Affen" gefüllt. Sie haben nur Erfolg, wenn Sie *umschalten,* indem Sie eine neue, erwünschte Vorstellung aktivieren, mit der Sie sich so gern beschäftigen, dass sie wirklich Ihren Blick fesseln kann. Dazu bieten sich wohltuende Fantasien an, die auf Sie persönlich entspannend wirken. Man kann solche Vorstellungen aber nur begrenzt verordnen – es müssen Ihre eigenen sein, denn was für den einen sehr angenehm und beruhigend ist, empfindet der andere vielleicht als langweilig oder beängstigend.

Der Verhaltensforscher Arnold Lazarus hat sich besonders intensiv mit der Bedeutung und Wirkung von Vorstellungsbildern in der Psychotherapie befasst. Er ist der Meinung, dass die heilsame Wirkung von Ruhebildern vor allem in ihrem hohen Entspannungseffekt besteht. Darum ist es auf jeden Fall sinnvoll, Ruhebilder in die PM zu integrieren.

Nun haben wir alle wichtigen Bestandteile Ihres Entspannungstrainings gesammelt und Sie können beginnen.

Die Übungen vorbereiten

Wählen Sie für die Übungen einen ungestörten, gut temperierten Raum, möglichst immer denselben. Informieren Sie die Menschen in Ihrem Umfeld gegebenenfalls, dass Sie jetzt nicht zu sprechen sind, und halten Sie auch das Telefon von sich fern. Sie können die Übungen auf dem Rücken liegend oder sitzend durchführen. Wenn Sie liegen, kann es passieren, dass Sie einschlafen; solange Sie noch trainieren, ist das ungünstig. Wenn Sie sitzen, wählen Sie bitte einen Stuhl, der es Ihnen erleichtert, eine lockere, aber auch aufrechte Sitzhaltung einzunehmen. Lassen Sie Ihre Unterarme und Hände entweder auf den Lehnen oder, falls solche fehlen, auf den Oberschenkeln ruhen. Es empfiehlt sich, die Augen geschlossen zu halten. Ziehen Sie die Schuhe aus, aber sorgen Sie auch dafür, dass Sie keine kalten Füße haben. Lockern Sie Kleidungsteile, die sonst drücken würden.

Wenn Sie wollen, können Sie leise Hintergrundmusik laufen lassen. Sehr gut eignen sich langsame Grave- oder Largosätze barocker Musik wie zum Beispiel der zweite Satz aus dem Violinkonzert „Der Winter“ von Antonio Vivaldi, der die

Anweisungen auf der beliegenden CD begleitet. Außerdem können angenehme Duftstoffe die Entspannung erleichtern.

Setzen Sie sich aufrecht und bequem zurecht und lassen Sie die Schultern locker fallen. Achten Sie darauf, dass Ihr Kopf eine ausbalancierte Position zwischen den Schultern einnimmt. Stellen Sie die Füße so auf, dass sich beide Sohlen ganz auf dem Boden befinden. Geben Sie sich ganz dem Sog der Schwerkraft hin und spüren Sie diesem angenehmen Gefühl der Körperschwere nach. Lockern Sie die Muskelteile, in denen Sie unnötige Spannung wahrnehmen. Konzentrieren Sie sich auf das gleichmäßige Kommen und Gehen Ihres Atems. Wehren Sie sich nicht gegen den Fluss Ihrer Gedanken – kümmern Sie sich einfach nicht mehr darum. Und nun beginnen Sie, den Anweisungen auf der CD zu folgen.

Die Anweisungen

Die genauen Instruktionen für die Langform und die Mittelform finden Sie auf der CD. Hier soll ein Überblick genügen. Ab der Kurzform sind Sie bereits so geübt, dass Sie sich die Anweisungen selbst geben können. Dazu brauchen Sie dann den Text, der weiter unten mit der Überschrift „Die Kurzform der Muskelentspannung“ beginnt.

Die Langform der Muskelentspannung

Reihenfolge der Muskelpartien	**Anspannung**
dominante Hand mit Unterarm	Faust machen
dominanter Oberarm	Ellenbogen anwinkeln
nichtdominante Hand mit Unterarm	Faust machen
nichtdominanter Oberarm	Ellenbogen anwinkeln
Stirn	Augenbrauen hochziehen, Stirn runzeln
Augen und Nase	Augen fest schließen, Nase hochziehen
Wangen und Kiefer	Zähne zusammenbeißen, Mundwinkel zurückziehen
Nacken und Hals	Kinn gegen Brust drücken
Brust	tief einatmen und Luft anhalten
Schultern	Schulterblätter hoch- und zurückziehen
Bauch	hart machen (wie bei Erwartung eines Schlags)
dominanter Oberschenkel	Bein leicht vom Boden abheben
dominanter Unterschenkel	Zehenspitzen gegen Boden pressen
dominanter Fuß	nach innen drehen und Zehen anziehen
nichtdominanter Oberschenkel	Bein leicht vom Boden abheben
nichtdominanter Unterschenkel	Zehenspitzen gegen Boden pressen
nichtdominanter Fuß	nach innen drehen und Zehen anziehen

Die Mittelform der Muskelentspannung

Reihenfolge der Muskelpartien	**Anspannung**
dominante Hand mit Unterarm dominanter Oberarm	Faust machen Ellenbogen anwinkeln
nichtdominante Hand mit Unterarm nichtdominanter Oberarm	Faust machen Ellenbogen anwinkeln
Stirn Augen und Nase Wangen und Kiefer	Augenbrauen hochziehen, Stirn runzeln Augen fest schließen, Nase hochziehen Zähne zusammenbeißen, Mundwinkel zurückziehen
Nacken und Hals	Kinn gegen Brust drücken
Brust Schultern Bauch	tief einatmen und Luft anhalten Schulterblätter hoch- und nach hinten zusammenziehen hart machen
dominanter Oberschenkel dominanter Unterschenkel dominanter Fuß	Bein leicht vom Boden abheben Zehenspitzen ausstrecken und Fuß etwas nach innen drehen nach innen drehen und Zehen anziehen
nichtdominanter Oberschenkel nichtdominanter Unterschenkel nichtdominanter Fuß	Bein leicht vom Boden abheben Zehenspitzen ausstrecken und Fuß etwas nach innen drehen nach innen drehen und Zehen anziehen

Die Kurzform der Muskelentspannung

Auch hierfür zunächst der Überblick, welche Muskelpartien angespannt werden und in welcher Reihenfolge es geschieht:

Reihenfolge der Muskelpartien	**Anspannung**
beide Hände mit Unterarmen beide Oberarme	Fäuste machen Ellenbogen anwinkeln
Stirn Augen und Nase Wangen und Kiefer Nacken und Hals	Augenbrauen hochziehen, Stirn runzeln Augen fest schließen, Nase hochziehen Zähne zusammenbeißen Kinn gegen Brust drücken
Brust Schultern Bauch	tief einatmen und Luft anhalten Schulterblätter hoch- und nach hinten zusammenziehen hart machen
beide Oberschenkel beide Unterschenkel beide Füße	Beine leicht vom Boden abheben Zehenspitzen ausstrecken und Füße etwas nach innen drehen Zehen anziehen

Nun sind Sie gefragt, sich *selbst* die Anweisungen zu geben, die bei den ersten beiden Übungen von der CD kamen. Das dürfte Ihnen jetzt nicht mehr schwer fallen. Sie brauchen sich natürlich nicht jede einzelne Anspannungsaktion vorzusagen. Halten Sie die Muskelspannung jeweils ungefähr so lang an, wie Sie es von der CD her gewohnt sind. Lassen Sie sich Zeit! Als Faustregel gilt: Die *Ent*spannungsphase soll jeweils ungefähr zwei bis drei mal so lang sein wie die *An*spannungsphase.

Diese Übung enthält zwei neue Aspekte: Ihr individuelles *Entspannungssignal* und Ihr persönliches *Ruhebild.* Beides dient dazu, dass sich Ihr Organismus noch besser und schneller an die Umstellung gewöhnt. Denken Sie jetzt bitte einmal für ein paar Augenblicke an den Zahnarzt. Stellen Sie sich das Geräusch des Bohrers und den typischen Geruch in der Praxis vor. Diese Gedanken und Bilder erzeugen wahrscheinlich kein Entspannungsgefühl bei Ihnen, sondern das Gegenteil. Ihr Organismus hat sich an diese Koppelung gewöhnt: Wenn der Gedanke an bzw. die Vorstellung von Geruch und Bohrgeräusch beim Zahnarzt aufkommen, entsteht automatisch Spannung in Ihnen. Genauso können Sie sich aber auch an die angenehme Koppelung von Gedanken und Vorstellungen mit *Ent*spannung gewöhnen. Das wird es Ihrem Organismus leicht machen, immer dann automatisch auf Entspannung umzuschalten, wenn Sie sich an diesen Gedanken und diese Vorstellung erinnern.

Das *Entspannungssignal* soll ab jetzt die Stimme auf der CD ersetzen, an deren beruhigenden Ton Sie sich ja nun auch schon etwas gewöhnt haben. Überlegen Sie sich bitte dazu ein Wort, das einen angenehmen und beruhigenden Klang für Sie hat. Meist sind das Worte mit dunklen Vokalen wie zum Beispiel „Ruhe“ oder „Urlaub“. Sagen Sie sich das Wort von nun an immer, wenn Sie bei den folgenden Übungen auf Entspannung schalten wollen.

Bitte überlegen Sie sich jetzt auch ein *Ruhebild.* Welche Szene hat für Sie in der Vorstellung den höchsten Entspannungseffekt? Dazu ein paar Hinweise:

→ Erfahrungsgemäß ist es günstig, wenn das Ruhebild aus Ihrer eigenen Erinnerung stammt und keine Personen enthält. Aber prüfen Sie selbst, ob das auch für Sie zutrifft. Oft wird eine Szene aus dem Urlaub gewählt, wie zum Beispiel im warmen Sand am Meer zu liegen.

→ Stellen Sie sich die Szene mit allen Sinnen vor: Was sehen, hören, riechen, schmecken und fühlen Sie?

→ Bleiben Sie während der Übung bei *einem* Bild. Wenn Sie glauben, dass ein anderes geeigneter wäre, können Sie sich für das nächste Mal etwas Neues überlegen. Dann können Sie auch von Übung zu Übung experimentieren, bis Sie Ihr passendes Bild gefunden haben.

Mein Ruhebild

Szene:

Ich sehe ...

Ich höre ...

Ich rieche ...

Ich schmecke ...

Ich fühle ...

Nun folgen die einzelnen Anweisungen für die Kurzform.

Ich schließe jetzt beide Hände zur Faust. Ich winkle außerdem beide Ellenbogen an und spanne dabei die Oberarmmuskeln. Ich achte auf die Spannung in den Armen und in den Händen. Und nun gebe ich mir mein Entspannungswort *und lasse Hände, Unterarme und Oberarme wieder ganz locker. Ich achte darauf, wie sich die Muskeln der Oberarme, der Unterarme und der Hände allmählich immer mehr entspannen. Ich versuche, auch die Finger ganz locker zu lassen.*

Ich komme jetzt zur Muskulatur von Gesicht, Hals und Nacken. Ich spanne die Haut auf der Stirn so an, dass über den Augen viele Falten entstehen. Ich kneife meine Augen fest zu und ziehe die Nasenmuskulatur hoch. Ich beiße die Backenzähne aufeinander und presse die Zunge gegen den Gaumen. Ich achte auf die Spannung im ganzen Gesicht. Ich drücke den Kopf nach vorn, mit dem Kinn in Richtung Brust, und spanne die Muskeln gleichzeitig so an, als wollte ich es verhindern. Und nun sage ich mir das Entspannungswort *und löse die angespannten Muskeln wieder. Ich balanciere den Kopf wieder locker zwischen den Schultern aus und lasse alle Gesichtsmuskeln wieder ganz locker. Ich lasse die Stirn wieder glatt werden und gelöst wie eine glatte, leere Fläche. Ich achte auf das angenehme Gefühl der Entspannung in den Lippen, in den Wangen, im Mund und im ganzen Gesicht. Ich halte die Augen nur noch leicht geschlossen. Ich lasse die Augenlider schwer werden und ich lasse die Atemluft ganz von selbst durch die Nasenflügel streichen. Ich achte darauf, wie angenehm der Atem beim Kommen und Gehen durch die Nasenflügel streicht, ganz von selbst. Ich gebe mich ganz dem angenehmen Gefühl der Entspannung hin. Ich versuche, die Gesichtsmuskeln immer noch weiter zu entspannen.*

Jetzt komme ich zur Muskulatur von Brust, Schultern und Bauch. Ich atme tief ein, ganz tief, und halte die Luft an. Ich mache die Bauchmuskeln hart, so als würde ich mich gegen einen Schlag auf den Bauch schützen. Ich ziehe dabei die Schultern in die Höhe und nach hinten. Dabei achte ich auf die Spannung. Und nun sage ich mir das Entspannungswort. *Ich lasse die Schultern locker fallen und atme langsam wieder aus. Ich achte darauf, wie sich die Brust dabei angenehm entspannt und wie der Atem ganz von selbst bei jedem Atemzug den Raum bis zum Bauch hinunter einnimmt. Ich genieße die Entspannung und konzentriere mich dabei nur noch auf das gleichmäßige Ein- und Ausströmen meines Atems. Ich achte auf das Gefühl der Ruhe und Entspannung, das sich immer mehr in mir ausbreitet.*

Wieder sage ich mir mein Entspannungswort. *Ich lockere meine Muskeln immer noch weiter. Ich lasse die Entspannung von den Schultern in den Rücken hineinstrahlen. Ich lasse Gesicht, Nacken, Brust und Schultern ganz locker. Ich lasse die Entspannung auch durch Oberarme und Unterarme in die Hände hineinstrahlen, bis in die Fingerspitzen hinein. Ich konzentriere mich ganz auf das angenehme Gefühl der Entspannung, das sich immer mehr in mir ausbreitet. Ich achte auf meinen Atem, wie er gleichmäßig ein- und ausströmt, und gebe mich ganz dem gleichmäßigen Rhythmus des Atems hin. Ich spüre, wie der Atem sanft durch die Nasenflügel streicht und wie sich bei jedem Atemzug die Bauchdecke hebt und senkt. Ich achte auf das Gefühl der Ruhe und Entspannung, das sich dabei immer mehr in mir ausbreitet.*

Und nun denke ich an mein Ruhebild. *Ich versuche, mich ganz in dieses Bild hineinzuversetzen. Ich möchte die Situation sehen, spüren, hören, riechen. Ich denke an nichts anderes als an mein* Ruhebild.

Jetzt spanne ich noch einmal alle bisherigen Muskelpartien an: die Hände zur Faust, die Oberarme, das Gesicht, Nacken und Hals, Brust, Schultern und Bauch. Und nun sage ich mir wieder mein Entspannungswort *und lasse die Muskeln wieder ganz locker. Ich gebe mich wieder dem angenehmen Gefühl der Entspannung hin und überlasse mich meinem Atem. Ich achte darauf, wie der Atem ruhig ein- und ausströmt. Ich genieße es, wie sich das angenehme Gefühl der Entspannung immer weiter in mir ausbreitet.*

Jetzt komme ich zu den Beinen. Ich hebe die Beine leicht vom Boden ab, drehe die Füße nach innen und strecke dabei die Zehen aus. Ich achte auf die Spannung in Oberschenkeln, Unterschenkeln und Füßen. Und nun gebe ich mir das Entspannungssignal und stelle die Füße wieder ganz locker auf den Boden. Ich achte darauf, wie sich das angenehme Gefühl der Entspannung in den ganzen Bei-

nen ausbreitet. Ich entspanne die Muskeln der Beine immer weiter: die Oberschenkel, die Unterschenkel und die Füße, bis in die Zehenspitzen hinein. Ich lassen meine Beine immer entspannter und schwerer werden.

Noch einmal sage ich mir mein Entspannungswort. *Und nun lasse ich die Entspannung von den Füßen hinaufströmen, durch die Beine, zum Rücken, in die Brust, in den Bauch, in die Schultern, in die Arme und Hände, bis in die Fingerspitzen hinein, in den Nacken, in das Gesicht. Ich lasse den ganzen Leib locker und entspannt werden; die Stirn eine glatte, leere Fläche, die Augenlider schwer, den Unterkiefer ganz locker. Ich gebe mich ganz dem Sog der Schwerkraft hin und spüre dieses angenehme Gefühl der Körperschwere. Ich gebe mich ganz dem gleichmäßigen Ein- und Ausströmen meines Atems hin.*

Und nun denke ich wieder an mein Ruhebild. *Ich versuche, mich ganz in dieses Bild hineinzuversetzen. Ich denke an nichts anderes als an mein* Ruhebild.

Und jetzt spanne ich meine Muskeln langsam wieder an. Ich beginne bei den Händen, winkele die Ellenbogen an, räkele und strecke mich und öffne die Augen wieder.

Die Vergegenwärtigungsform 1

Beginnen Sie bitte mit der Vergegenwärtigungsform erst, wenn Sie die Kurzform sehr gut beherrschen! Auf dieser Stufe verzichten Sie nun auf die Muskelanspannung. Ihr Organismus dürfte sich inzwischen so gut an die Koppelung von Anweisungen und Entspannung gewöhnt haben, dass trotzdem derselbe Entspannungseffekt wie zuvor entsteht. Überprüfen Sie aber bitte anhand Ihres Entspannungstagebuchs (Skalierung!), ob sich das tatsächlich bestätigt. Sollte es nicht der Fall sein, gehen Sie bitte auf die Kurzform zurück oder intensivieren Sie die Sensibilisierung für Muskelentspannung dadurch, dass Sie noch einige Male die Mittelform praktizieren.

Sie behalten die gleiche Reihenfolge wie bei der Kurzform bei, aber die Anspannungsinstruktionen entfallen jetzt. Stattdessen richten Sie nur Ihre gesammelte Aufmerksamkeit auf die jeweilige Muskelpartie. Ihr Gespür für den Unterschied von Muskelspannung und -entspannung ist mittlerweile so gut sensibilisiert, dass Sie von Muskelpartie zu Muskelpartie überprüfen können, wo sich Spannungspunkte befinden, und diese danach gezielt lösen können. Folgen Sie nun den Instruktionen:

> *Ich achte darauf, wo ich Spannung in den Armen und in den Händen spüre. Und nun gebe ich mir mein* Entspannungswort *und erinnere mich daran, wie es sich anfühlt, wenn Hände, Unterarme und Oberarme ganz locker und entspannt sind. Ich konzentriere mich ganz auf dieses angenehme Gefühl der Entspannung.*

Jetzt achte ich darauf, wo ich Spannungen in der Muskulatur von Gesicht, Hals und Nacken spüre. Und nun sage ich mir mein Entspannungswort *und erinnere mich daran, wie es sich anfühlt, wenn Gesicht, Hals und Nacken ganz locker und entspannt sind. Ich konzentriere mich ganz auf dieses angenehme Gefühl der Entspannung. Ich balanciere den Kopf locker zwischen den Schultern aus. Ich lasse die Stirn glatt werden und gelöst wie eine glatte, leere Fläche. Ich achte auf das angenehme Gefühl der Entspannung in den Lippen, in den Wangen, im Mund und im ganzen Gesicht. Ich lasse die Augenlider schwer werden. Ich achte darauf, wie angenehm der Atem beim Kommen und Gehen durch die Nasenflügel streicht, ganz von selbst. Ich gebe mich ganz dem angenehmen Gefühl der Entspannung hin. Ich versuche, die Gesichtsmuskeln immer noch weiter zu entspannen.*

Jetzt achte ich darauf, wo ich noch Spannungen in der Muskulatur von Brust, Schultern und Bauch spüre. Und nun sage ich mir mein Entspannungswort *und erinnere mich daran, wie es sich anfühlt, wenn Brust, Schultern und Bauch ganz locker und entspannt sind. Ich lasse die Schultern locker fallen und atme langsam aus. Ich achte darauf, wie sich die Brust dabei angenehm entspannt und wie der Atem ganz von selbst bei jedem Atemzug den Raum bis zum Bauch hinunter einnimmt. Ich genieße die Entspannung und konzentriere mich dabei nur noch auf das gleichmäßige Ein- und Ausströmen meines Atems. Ich achte auf das Gefühl der Ruhe und Entspannung, das sich immer mehr in mir ausbreitet.*

Wieder sage ich mir mein Entspannungswort. *Ich lockere meine Muskeln immer noch weiter. Ich lasse die Entspannung von den Schultern in den Rücken hineinstrahlen. Ich lasse Gesicht, Nacken, Brust und Schultern ganz locker. Ich lasse die Entspannung auch durch Oberarme und Unterarme in die Hände hineinstrahlen, bis in die Fingerspitzen hinein. Ich konzentriere mich ganz auf das angenehme Gefühl der Entspannung, das sich immer mehr in mir ausbreitet. Ich achte auf meinen Atem, wie er gleichmäßig ein- und ausströmt, und gebe mich ganz dem gleichmäßigen Rhythmus des Atems hin. Ich spüre, wie der Atem sanft durch die Nasenflügel streicht und wie sich bei jedem Atemzug die Bauchdecke hebt und senkt. Ich achte auf das Gefühl der Ruhe und Entspannung, das sich dabei immer mehr in mir ausbreitet.*

Und nun denke ich an mein Ruhebild. *Ich versuche, mich ganz in dieses Bild hineinzuversetzen. Ich möchte die Situation sehen, spüren, hören, riechen. Ich denke an nichts anderes als an mein* Ruhebild.

Jetzt achte ich darauf, wo ich noch Spannungen in der Beinmuskulatur spüre. Und nun sage ich mir mein Entspannungswort *und erinnere mich daran, wie es sich anfühlt, wenn Beine und Füße ganz locker und entspannt sind. Ich achte darauf, wie sich das angenehme Gefühl der Entspannung in den ganzen Beinen ausbreitet. Ich entspanne die Muskeln der Beine immer weiter: die Oberschenkel, die Unterschenkel und die Füße, bis in die Zehenspitzen hinein. Ich lasse meine Beine immer entspannter und schwerer werden.*

Noch einmal sage ich mir mein Entspannungswort. *Und nun lasse ich die Entspannung von den Füßen hinaufströmen, durch die Beine, zum Rücken, in die Brust, in den Bauch, in die Schultern, in die Arme und Hände, bis in die Fingerspitzen hinein, in den Nacken, in das Gesicht. Ich lasse den ganzen Leib locker und entspannt werden; die Stirn eine glatte, leere Fläche, die Augenlider schwer, den Unterkiefer ganz locker. Ich gebe mich ganz dem Sog der Schwerkraft hin und spüre dieses angenehme Gefühl der Körperschwere. Ich gebe mich ganz dem gleichmäßigen Ein- und Ausströmen meines Atems hin.*

Und nun denke ich wieder an mein Ruhebild. *Ich versuche, mich ganz in dieses Bild hineinzuversetzen. Ich denken an nichts anderes als an mein* Ruhebild.

Und jetzt spanne ich meine Muskeln langsam wieder an. Ich beginne bei den Händen, winkele die Ellenbogen an, räkele und strecke mich und öffne die Augen wieder.

Die Vergegenwärtigungsform 2

Nun sind Sie schon sehr weit in Ihrem Trainingsprogramm vorangekommen! Bitte werden Sie jetzt nicht ungeduldig und oberflächlich, sondern bleiben Sie so gewissenhaft wie bisher und fahren Sie nicht mit dieser Stufe fort, bevor Sie in der letzten nicht ganz sicher sind.

Es geht jetzt darum, dass Sie Ihr Gehirn noch an einen weiteren Reiz gewöhnen, mit dem die Entspannung verkoppelt wird. Dieser Reiz wird dann auf der letzten Stufe ausreichen, um die ganze Entspannungswirkung hervorzurufen, die Sie sich jetzt mit großer Ausdauer erarbeitet haben. Dieses Mal handelt es sich nicht um ein Wort oder ein Bild, sondern um die Zahlen eins bis zehn.

Der Ablauf ist ganz ähnlich wie bei Vergegenwärtigungsform 1. Nur der zweite Teil ändert sich. Hier die Instruktion:

> *Ich achte darauf, wo ich Spannung in den Armen und in den Händen spüre. Und nun gebe ich mir mein* Entspannungswort *und erinnere mich daran, wie es sich anfühlt, wenn Hände, Unterarme und Oberarme ganz locker und entspannt sind. Ich konzentriere mich ganz auf dieses angenehme Gefühl der Entspannung.*

> *Jetzt achte ich darauf, wo ich Spannungen in der Muskulatur von Gesicht, Hals und Nacken spüren. Und nun sage ich mir mein* Entspannungswort *und erinnere mich*

daran, wie es sich anfühlt, wenn Gesicht, Hals und Nacken ganz locker und entspannt sind. Ich konzentriere mich ganz auf dieses angenehme Gefühl der Entspannung. Ich balanciere den Kopf locker zwischen den Schultern aus. Ich lasse die Stirn glatt werden und gelöst wie eine glatte, leere Fläche. Ich achte auf das angenehme Gefühl der Entspannung in den Lippen, in den Wangen, im Mund und im ganzen Gesicht. Ich lasse die Augenlider schwer werden. Ich achte darauf, wie angenehm der Atem beim Kommen und Gehen durch die Nasenflügel streicht, ganz von selbst. Ich gebe mich ganz dem angenehmen Gefühl der Entspannung hin. Ich versuche, die Gesichtsmuskeln immer noch weiter zu entspannen.

Jetzt achte ich darauf, wo ich noch Spannungen in der Muskulatur von Brust, Schultern und Bauch spüre. Und nun sage ich mir mein Entspannungswort *und erinnere mich daran, wie es sich anfühlt, wenn Brust, Schultern und Bauch ganz locker und entspannt sind. Ich lasse die Schultern locker fallen und atme langsam aus. Ich achte darauf, wie sich die Brust dabei angenehm entspannt und wie der Atem ganz von selbst bei jedem Atemzug den*

Raum bis zum Bauch hinunter einnimmt. Ich genieße die Entspannung und konzentriere mich dabei nur noch auf das gleichmäßige Ein- und Ausströmen meines Atems. Ich achte auf das Gefühl der Ruhe und Entspannung, das sich immer mehr in mir ausbreitet.

Wieder sage ich mir mein Entspannungswort. *Ich lockere meine Muskeln immer noch weiter. Ich lasse die Entspannung von den Schultern in den Rücken hineinstrahlen. Ich lasse Gesicht, Nacken, Brust und Schultern ganz locker. Ich lasse die Entspannung auch durch Oberarme und Unterarme in die Hände hineinstrahlen, bis in die Fingerspitzen hinein. Ich konzentriere mich ganz auf das angenehme Gefühl der Entspannung, das sich immer mehr in mir ausbreitet. Ich achte auf meinen Atem, wie er gleichmäßig ein- und ausströmt, und gebe mich ganz dem gleichmäßigen Rhythmus des Atems hin. Ich spüre, wie der Atem sanft durch die Nasenflügel streicht und wie sich bei jedem Atemzug die Bauchdecke hebt und senkt.*

Nun kommt das Neue: Sie sagen bei jedem Ausatmen eine *Zahl*. Sie beginnen mit eins und enden mit zehn: Der Atem kommt – Sie atmen mit dem Wort „eins“ aus. Der Atem kommt – Sie atmen mit dem Wort „zwei“ aus usw., bis Sie bei zehn sind.

Versuchen Sie dabei, sich immer tiefer zu entspannen. Und nun geht es weiter wie gewohnt:

> *Ich denke an mein* Ruhebild. *Ich versuche, mich ganz in dieses Bild hineinzuversetzen. Ich möchte die Situation sehen, spüren, hören, riechen. Ich denke an nichts anderes als an mein* Ruhebild.

Die Entspannung der Beinmuskulatur können Sie jetzt weglassen. Spannen Sie nach dem *Ruhebild* Ihre Muskeln wieder langsam an und kehren Sie aus der Entspannung zurück.

Die Minimalform mit Zählen

Sie gehen auf das Ziel zu. Sie können sich jetzt nach Belieben sehr schnell in einen ziemlich tiefen Entspannungszustand versetzen. Bereiten Sie sich wie gewohnt auf die Entspannung vor. Verändern Sie noch nichts an Ort, Zeit und Umfeld bei den Übungen. All das trägt auch zum positiven Gewohnheitseffekt bei. Stimmen Sie sich auf die Entspannung ein, indem Sie auf Ihren Atem achten. Überprüfen Sie danach, wo Sie in der Muskulatur akute Anspannungen spüren. Konzentrieren Sie sich darauf und entspannen Sie diese Muskelpartien mithilfe Ihres Entspannungswortes. Dann achten Sie wie bei Vergegenwärtigungsform 2 auf Ihren Atem und zählen Sie beim Ausatmen bis zehn. Wenn Sie wollen, können Sie noch das *Ruhebild* anschließen. Danach kehren Sie wieder aus der Entspannung zurück.

Vergessen Sie bitte nicht, weiter Ihr Entspannungstagebuch zu führen. Erreichen Sie auch mit dieser Kurzform dieselben Skalenwerte wie zuvor? Das wäre natürlich optimal. Wenn der Entspannungseffekt deutlich abflachen sollte, kommen Sie bitte wieder auf vorhergehende Stufen zurück. Wenn er nur wenig nachlässt, dürfen Sie zufrieden sein. Ziel des Trainings war nicht der hundertprozentige Erfolg, sondern die Fähigkeit, sich innerhalb kurzer Zeit in einen deutlich erkennbaren Zustand der Entspannung zu versetzen. Das haben Sie erreicht!

Sie können jetzt gezielt aus den verschiedenen Bestandteilen der PM auswählen, wie Sie es gerade brauchen. Sie können sich immer wieder einmal eine der drei ersten Stufen des Trainings gönnen und sie mit dem Entspannungswort und dem *Ruhebild* kombinieren, wenn Ihr Bedürfnis nach Entspannung besonders groß ist und Sie sich die Zeit dafür nehmen wollen. Sie können die Kurzform und die Vergegenwärtigungsform mit *Ruhebild* als Einschlafhilfe verwenden. Sie können dazu übergehen, gezielt einzelne Muskelgruppen zu lösen, in denen Sie Verspannung spüren. Mit der Minimalform können Sie sich, unbemerkt von den Menschen um Sie herum, zum Beispiel im öffentlichen Verkehrsmittel, vor dem Verlassen des Autos, im Wartezimmer, im Büro oder wo auch immer rasch auf Herausforderungen vorbereiten oder, ganz buchstäblich, einfach zwischendurch Atem holen.

Herzlichen Glückwunsch! Sie haben sich ein wertvolles und absolut gesundes Instrumentarium zur Stressbewältigung erarbeitet.

Literaturempfehlungen

Jutta Backhaus/Dieter Riemann: Schlafstörungen bewältigen. Informationen und Anleitung zur Selbsthilfe (Beltz, Psychologische Verlags Union: Weinheim, 1996)

Douglas A. Bernstein/Thomas D. Borkovec: Entspannungstraining: Handbuch der progressiven Muskelentspannung (Pfeiffer bei Klett-Cotta: Stuttgart, 2002)

Michael Dieterich: Wir brauchen Entspannung. Stress, Verspannungen, Schlafstörungen – und was man dagegen tun kann (Brunnen: Giessen, Basel, 1988)

Arnold Lazarus: Innenbilder. Imagination in der Therapie und als Selbsthilfe (Pfeiffer bei Klett-Cotta: Stuttgart, 2000)

Wolfgang Wendlandt: Entspannung im Alltag. Ein Trainingsbuch (Beltz: Weinheim, Basel, 1995)